KB234772

Manual & Workbook

암환자를 위한
스트레스 관리

Manual & Workbook

암환자를 위한 스트레스 관리

국립암센터 김종흔 · 유은승 · 조달님 지음

이담
Books

암이란 세포가 무한증식하여 생기는 악성 종양이다. 암세포는 주변 조직에 침윤하거나 떨어져 있는 신체 부위에 전이되는 특성이 있다. 우리나라의 연간 암 발생 건수는 약 20만 명으로 우리나라 사람이 평균 수명까지 생존할 때 암에 걸릴 확률은 약 3분의 1이나 된다. 암은 우리나라 사망원인 중 제1위를 차지하고 있으며 매년 약 7만 명 이상이 암으로 사망한다. 암 생존율은 지속적으로 향상되어서 5년 이상 생존하는 비율이 절반을 넘어 3분의 2에 가까워지고 있다. 발생률 증가와 사망률 감소로 인해 암을 앓고 있거나 앓았던 환자의 수는 지속적으로 늘고 있다. 우리나라에는 80만 명 이상, 미국의 경우 1,000만 명 이상의 암 생존자가 있다.

멀지 않은 과거만 해도 암은 대표적인 불치병으로서 진단과 동시에 사형선고로 인식되었다. 따라서 환자에게 암이라는 진단을 알리지도 않았고 암환자는 자신이 암인지도 모른 채 단기간에 사망하는 것이 일반적이었다. 하지만 현대의학의 발전에 의해 암의 생존율이 향상되어 암은 곧 죽음이라는 고정관념이 깨어지기 시작했다. 이제는 암도 관리를 잘하면 장기 생존이 가능한 고혈압이나 당뇨병과 같은 만성병으로 여겨지기 시작했다. 하지만 암은 여전히 목숨을 앗아갈 수 있는 불확실한 예후를 가진 심각한 질병이다. 공격적인 치료법이 속속 등장하고, 투병기간이 점점 늘어나고, 병명을 환자에게도 알려주는 의료문화가 정착됨에 따라 암환자가 겪는 정신적 고통(디스트레스, distress)은 오히려 더 심해지고 있다. 이런 상황을 배경으로 하여 1970년대에 태동한 정신종양학(psycho-oncology)은 암과 마음의 문제를 다루는 학문으로서 짧은 역사에도 불구하고 정신신체의학에서 중요한 위치를 차지하게 되었다.

우리나라의 암 의료는 그동안 눈부신 발전을 해왔고 현재 그 수준은 세계적이라고 할 수 있다. 하지만 암환자에 대한 디스트레스 관리는 아직 걸음마 단계이며 한국 암환자의 특성에 맞는 심리사회적 서비스 개발이 절실한 시점이다. 이러한 필요성에 저자들은 동료 연구자들과 함께 2008년 암정복개발사업의 일환으로 '암환자의 삶의 질 향상을 위한 디스트레스 관리 권고안'을 개발하였고, 2010년부터 국립암센터 기관고유 사업으로 '암환자의 디스트레스 관리 프로그램 개발'을 진행 중이다. 이 책을 통해 소개하는 '국립암센터 스트레스 관리 프로그램(NCC-SMP)'은 2010년에 개발한 것으로 치료 중인 유방암 환자를 대상으로 프로그램의 효과를 검증하였다. 그 과정에서 많은 환자를 만나 프로그램을 진행하면서 그들과 함께 웃고 함께 마음 아파하며 그들의 어려움에 보다 한걸음 깊이 다가갈 수 있었다. 그리고 스트레스 관리 프로그램을 통해 변화하는 환자들의 모습을 보며 고통을 통해 성장하는 인간의 긍정적인 에너지와 잠재력을 발견할 수 있었다. 인간은 늘 변화하고 성장하는 존재이다. 길고 긴 인생 여정에서 암이라는 돌부리에 걸려 넘어져 잠시 주춤할지언정 그대로 쓰러지지 않는다. 그 과정에서 스트레스 관리 프로그램은 환자가 넘어져 절룩거리는 다리를 딛고 일어설 수 있도록 도와주는 역할을 할 수 있으리라 기대한다.

이 책이 출판되기까지 많은 도움을 주신 분들에게 감사한 마음을 전하고 싶다. 먼저 프로그램 개발에서 책 출판까지 2여 년 동안 연구에 참여하여 함께 고민하고 좋은 의견을 나누어순 국립암센터 정신건강클리닉의 김병수 선생님께 감사드린다. 또한 유방암 환자들과 진료를 함께한 경험을 저자와 함께 나누고, 우리의 작업에 늘 아낌없는 격려와 지원을 해주셨던 국립암센터 이진수 원장님, 유방암센터 의료진, 특히 강한성 센터장님, 노정실 · 이근석 선생님, 이건숙 수간호사님께 이 자리를 빌려 감사의 말씀을 전한다. 이 책의 출판을 허락해주신 한국학술정보(주) 채종준 대표이사님과 이 책의 기획을 담당한 권성용 대리님께도 감사드린다. 마지막으로 책을 출판하는 과정에서 원고를 꼼꼼히 검토해 준 김동경 선생님에게도 감사드린다. 그리고 무엇보다 이 프로그램을 통해 만난 유방암 환자분들에게 진심으로 감사를 전하고 싶다.

암환자, 이제는 마음도 함께 돌봐야 한다. 그리고 그 시작은 암환자를 가까이에서 돌보는 모든 의료진에게서 비롯된다. 무엇보다 이 책이 암환자의 심적 고통에 관심을 두고 이를 돌보고자 하는 의료진과 관련 종사자들에게 도움이 되기를 바란다.

2011년 11월 일산 국립암센터에서

김종흔

차례

3
chapter **스트레스 관리 프로그램: 환자용 워크북**

chapter 1
프로그램 개관

1. 암과 정신종양학

한국인의 사망원인 1위는 암으로, 암 발생률은 매년 증가하는 추세이다. 암 진단과 치료는 암환자와 가족에게 심한 충격, 우울, 공포와 불안, 자책감 등 심각한 정서적 고통을 유발한다. 그럼에도 암환자들은 '정신과적 장애'라는 이중 낙인을 염려하여 전문적인 도움을 받기를 거부하는 등 암환자의 심리적 문제에 대한 적극적인 개입이 이루어지지 않고 있다.

1999년 미국 종합 암 네트워크(National Comprehensive Cancer Network: NCCN)에서는 암환자들의 정신적 고통을 '디스트레스'라 정의하고, 이를 조기에 선별하고 적절히 치료하도록 디스트레스 관리 권고안을 개발하여 발표한 바 있다. 주요 선진국에서는 디스트레스 관리 체계 및 지침을 개발하여 통합적 암 관리의 일부로 시행하고 있다. 암환자의 디스트레스는 맥박, 호흡, 혈압, 통증에 이어 제6의 활력 증후(vital sign)로 포함하여 정기적으로 이를 평가하고 관리해야 한다. 이렇게 전인적인 암 치료에 있어 암환자의 디스트레스 관리는 필수적으로 포함되어야 할 영역이라는 인식이 확산됨에 따라 이미 선진국에서는 암환자의 심리사회적 차원의 관리를 포함하는 통합적 암 치료를 도모하고 있으며, 이러한 측면에 대한 연구와 임상적 노력에서 정신종양학이라는 신생 학문이 종양학의 한 분과로 발전하게 되었다.

1) 정신종양학의 분야와 발전 현황

　'정신종양학'은 암의 심리적, 사회적, 행동적 측면에 대해 연구하는 종양학의 다학제적 전문분야로, 정신의학, 심리학, 간호학, 사회사업, 역학 등 다양한 직역의 연구자들이 정신종양학 분야에 기여하고 있다.

　정신종양학의 발전은 종양학의 발전과 함께 암을 바라보는 인식의 변화와 밀접한 관련이 있다. 20세기 초반까지만 해도 암은 곧 죽음이라는 인식이 강했다. 암은 그 사체로 두려움과 공포의 대상이었고, 암에 걸렸다는 것을 환자뿐 아니라 주위 사람들에게 알리는 것을 꺼렸다. 그만큼 암과 암환자, 그 가족에 대한 사회적 낙인은 그들을 사회적으로 고립시키기에 충분했다. 이러한 분위기 속에서 암의 심리적 측면은 논의의 대상이 아니었다. 이후 의료기술이 발전하면서 암 치료가 부분적으로 가능해지기 시작하자 점차 암에 대한 인식도 변화하기 시작하였다. 1950년대 들어 암에 대한 환자의 심리적 반응에 대한 연구 논문들이 발표되고, 정신의학뿐 아니라 심리학, 간호학, 사회사업 등 다양한 직역의 연구자들이 참여하면서 정신종양학의 연구와 임상활동에 활력을 불어넣었다. 이에 발맞춰 1984년 국제정신종양학회가 설립되면서 학술 및 임상 교류가 더욱 활발하게 이루어졌다. 약 40여 년에 걸쳐 정신종양학은 지속적으로 발전해 가고 있다. 해외 여러 나라에서 정신종양학 학회가 만들어지고 많은 연구자가 임상활동의 성과와 연구 결과를 발표하고 있다.

　국내에서는 2005년에 정신종양학에 관심 있는 몇몇 전문가에 의해 대한정신종양학연구회가 결성되었고, 2009년부터 매년 학술대회를 개최하여 그간의 연구 성과를 발표하는 장이 마련되고 있다. 또한 최근 몇 년 사이 국내 대형병원들은 암센터를 앞다투어 개원하면서 정신건강클리닉을 중요 진료 분과로 포함하고 있다. 이는 암환자에 대한 심리사회적 측면의 중요성과 관리의 필요성에 대한 사회적 인식이 높아졌음을 보여주는 단적인 예라 할 수 있다.

2) 정신종양학의 영역

정신종양학은 암의 예방과 조기발견, 치료, 재발, 호스피스·완화, 생존에 이르기까지 암 치료의 연속선상에서 암환자와 그 가족의 심리적 반응과 적응을 연구한다. 그뿐만 아니라 정신생물학적 관점에서 정신종양학 연구는 암 발병과 진행에 영향을 미칠 수 있는 심리적, 사회적, 행동적 요인들을 탐색한다. 생활사건, 성격, 대처, 사회적 지지, 정서적 디스트레스, 심리사회적 중재가 환자의 면역체계나 내분비체계를 통해 암 진행이나 생존에 미치는 영향 역시 정신종양학의 주요 연구 주제 중 하나이다.

2. 암 치료 과정에서의 디스트레스

1) 수술

수술은 종양을 외과적으로 제거하는 것으로서 암 치료의 기본이다. 수술 후 심리적 반응은 수술 부위와 수술 후 기능 장애와 관련된다. 유방 절제술, 자궁 절제술, 골반 내용물 적출술, 전립선 절제술, 후두 절제술, 절단 수술 등은 심리적, 성적, 기능적 장애를 많이 일으키는 수술이다. 유방암의 수술적 치료는 부분 절제술(유방 보존수술), 변형근치 절제술, 유방 절제술 후 재건술 등 다양하다. 수술 전후에 하는 선행 화학요법과 보조적 화학요법도 많이 받게 된다. 방사선치료나 항호르몬요법이 필요한 경우도 많다. 치료법이 다양하다는 것은 환자에게 선택에 따른 고민을 안겨준다. 불안감이 높은 환자들은 재발이나 전이의 두려움 때문에 유방보존수술을 포기하기도 한다. 유방은 생존에 꼭 필요한 장기라고 할 수는 없지만 여성성, 아름다움, 성적인 매력, 모성의 상징이다. 유방을 잃는다는 것은 단순한 수치심이나 상실감의 문제를 넘어서 신체 이미지와 성적 정체성의 문제를 불러일으킨다. 유방절제술 이후에 자신의 신체 이미지를 부정적으로 지각할수록 암에 대처하는 자기 효능감의 수준이 낮고 우울, 불안 등 디스트레스가 높으며 성기능도 떨어진다. 유방절제술은 외형적으로도 큰 상처를 주지만 림프 부종과 어깨 관절의 기능 저하 등의 장애가 장기간 지속될 수 있으므로 적절한 재활치료를 받을 수 있도록 도와주어야 한다.

2) 항암화학요법

　최근 수많은 항암제가 새로 개발되어 임상시험에 들어가고 있으며 실제 암 치료에 있어서 항암화학요법의 중요성이 점점 커지고 있다. 항암화학요법과 관련된 부작용으로는 탈모, 피로, 인지 기능 장애, 구역과 구토, 열감, 식욕저하, 말초 신경병증으로 인한 손발 저림 등이 흔하며 많은 경우에 정신적 디스트레스를 동반한다.

　기억력이나 집중력이 떨어지는 인지 기능 장애는 뇌종양에서나 방사선치료와 관련해서도 나타나지만 특별히 항암제 관련 인지 기능 장애를 '화학뇌(chemobrain)'라고도 부른다. 항암제와 관련해서 흔한 부작용은 구역과 구토이다. 항암화학요법을 받는 환자들 주 일부는 항암제 주사를 맞기도 전에 치료와 관련된 환경에 접하거나 생각만으로 조건화 반응에 의한 예기구역과 예기구토를 보이기도 한다. 체계적 탈감작법이나 점진적 근육이완법과 같은 행동요법이 도움이 될 수 있다. 항암제로 치료받으면서 얼굴이 화끈거리고 식은땀이 쏟아지는 열감이 생기는 환자가 많다. 이는 세포독성 화학요법이나 호르몬치료로 인한 조기 폐경 때문에 에스트로젠이 결핍되고 이로 인해 시상하부에서 열 조절 기능의 장애가 일어나기 때문이다. 호르몬치료 중 특히 tamoxifen은 우울증을 유발하는 동시에 특정 항우울제에 의해 효과가 저하되는 경우가 있으므로 항우울제를 처방할 때는 약물상호작용을 주의해야 한다.

3) 방사선치료

　방사선치료는 방사선을 조사하여 DNA나 세포막을 파괴하여 암세포를 죽이는 치료법이며, 외부 방사선치료와 근접치료가 있다. 최근에 다양한 최신 방사선치료기기들이 등장하면서 암 치료에서의 역할을 확대하고 있다. 방사선치료의 부작용은 치료 부위, 방사선 양, 방사선 범위, 치료 기간에 따라 다르다. 흔한 부작용으로는 구역, 피로, 목의 통증, 식욕저하 등이 있다. 내장 부위에 방사선 조사를 할 경우 구역질과 구토가 심하게 나타날 수 있다. 방사선치료 중에 심한 피로감을 호소하는 환자들이 많다.

3. 암환자 디스트레스(distress) 관리를 위한 심리사회적 개입

　암 치료에 있어서 심리사회적 개입은 기본 구성, 실시빈도, 내용의 깊이에 따라 달라지며, 하나의 연속선상에서 개념화될 수 있다. 이 연속선상에 심리교육(psychoeducation), 상담(counseling), 심리치료(psychotherapy)가 있고, 그 특성은 각각 다르다.

1) 심리교육(psychoeducation)

　원래는 환자에게 교육과 지지를 제공하는 목표로 개발된 것으로, 질병이 대인 관계와 삶의 질에 미치는 영향을 최소화하는 것이 목적이다. 현재(present)에 초점을 두고 기술을 함양시키는 것에 초점을 둠으로써, 환자가 그것을 통해 스트레스를 감소시키고, 대인관계에서 의사소통이 향상되며, 전반적인 삶의 질이 향상될 수 있도록 하는 데 목적이 있다. 암 치료(Cancer care)에서 심리교육은 구조화된 접근 혹은 반구조화된 접근의 형태를 취하며, 건강 교육, 스트레스 관리 교육, 처음 진단받은 환자를 대상으로 한 대처 기술을 가르치는 것 등이 포함될 수 있다. 이때도 역시 환자의 과거 경험이나 오랜 갈등을 이야기하기보다는 지금 여기(here & now)에 초점을 둔다. 시간 제한적인(time-limited) 접근과 문제해결에 초점을 두는 심리교육은 모든 병기의 환자에게 적합하다고 여겨진다.

　『암환자의 삶의 질 향상을 위한 디스트레스 관리 권고안』(보건복지부, 2009)에서도 암환자의 불안, 우울, 불면 등의 디스트레스를 관리하기 위해 심리교육을 제안하였으며, 권고 수준은 B~C로 나타난다. 즉, 심리교육에 대한 체계적인 문헌 고찰을 실시한 결과, 심리교육이 디스트레스를 감소시키는 데 효과적임을 입증하는 연구들이 있으나 그 근거가 불충분한 것으로 나타났다. 따라서 심리교육이 암환자의 디스트레스를 감소하는 데 직접적인 효과가 있다고 결론을 내리기는 어려워 잠정적으로 권고되는 수준이었다.

2) 상담(counseling)

상담은 주로 문제해결과 대처기술을 향상하려는 개인에게 적합한 것으로, 주로 현재의 문제에 중점을 둔다는 점에서 심리교육과 유사하다. 때때로 상담에서는 개인의 과거사와 문제를 깊게 탐색하기도 한다.

3) 심리치료(psychotherapy)

전통적으로 심리치료는 특정한 이론적 틀 안에서 진행되며, 정신과적 병력이나 증상을 가진 환자나 혹은 그렇지 않은 환자를 대상으로 한다. 모든 치료자가 상담과 심리치료 간에 차이가 있다고 생각하지는 않는다. 이러한 이유 때문에 때로는 상담과 심리치료라는 용어가 함께 사용되기도 한다. 그러나 대다수의 치료자들은 심리치료가 다양한 깊이에서 증상을 다룬다는 점에 동의한다. 다양한 심리치료에서의 공통적인 기본 원리는 다음과 같다.

- 치료적 동맹(therapeutic alliance)의 중요성 강조
- 치료가 제공되는 환경 강조
- 환자의 증상과 디스트레스를 설명하는 이론적 모형
- 정신병리를 감소시키고, 심리적 웰빙을 향상시키는 것을 목적으로 한 구조화된 개입

전통적인 심리치료적 접근은 각각 환자의 증상을 설명하는 이론적 틀을 통해 환자의 증상을 이해하고 다룬다. 이론적 모형에 따라 정신역동적 접근, 지지적 접근, 인지행동적 접근, 실존적 접근, 의미중심적 접근, 문제해결적 접근 등이 있다.

심리치료는 보통 개인치료와 집단치료의 형태로 제공되며, 정신병리를 가진 암환자에게 일반적인 심리사회적 개입이 효과적이기 위해서는 환자에게 지금 현재 당면한 문제이어야 하고 엄청난 스트레스원인 암을 앓는 환자에게 도움이 될 수 있도록 맞춤형 개입이 되어야 한다. 암환자의 심리사회적 개입은 주로, 환자의 염려, 두려움과 걱정을 타당화하고, 질병과 관련된 질문에 대한 답을 얻을 수 있도록 정보를 찾는 것과 같이, 대처를 위한 적극적인 행동 전략을 제공하게 된다. 여기에는 심리적, 신체적으로 나타나는 불안 증상과 암 치료 과정에서 나타나는 증상(항암 치료로 인한 구토, 울렁거림 등)을 감소시키기 위한 대처 전

락이 포함될 수 있다. 또한 암환자 대상의 심리치료는 질병의 상태에 따라 주요 이슈와 치료 목표 및 방법이 달라질 수 있다.

암환자 집단치료에서 전형적으로 논의되는 주제는 다음과 같다. ① 의학 전문가와의 의사소통, ② 가족·친구·동료와의 관계, ③ 의학적 치료와 병으로 인한 부작용에 적응하기, ④ 암과 함께 사는 것에 적응하기, ⑤ 죽음 가능성, 개인의 우선순위 조사, 자기상 변화하기와 같은 실존적 문제. 암환자 대상의 심리치료는 질병의 상태나 개인이 가진 주요한 문제가 무엇이냐에 따라 치료 목표와 방법이 달라질 수 있다. 예를 들어 치료 중에는 주로 심리적 불편감보다는 환자에게 현재 가장 문제가 되는 통증, 피로, 구토 등과 같이 신체적 증상에 대한 대처와 이에 대한 적응을 치료 목표로 할 수 있다.

▷ **암환자에 대한 심리사회적 개입은 누가 하는가?**

암환자를 대상으로 한 전문적인 심리사회적 개입은 해당 영역에서 공식적인 훈련을 받은 임상가에 의해 제공되는 것이 원칙이다. 심리사회적 개입을 제공하는 치료자는 적어도 다음과 같은 요건을 갖출 필요가 있다.

- 암의 유형, 질병의 단계, 각각의 다른 병기에 있는 환자에게 사용되는 의료적 처치 등에 친숙해야 함.
- 암 진단, 치료, 관해와 재발, 완화의료에 이르기까지 각각의 단계에서 환자의 심리 상태에 대해 정확히 이해해야 함.
- 치료자는 암환자의 치료에 있어서 보다 유연한 틀을 갖고 있어야 함.
- 환자의 적응수준과 정서적 상태에 대한 정보를 다른 의료진과 공유해야 함.
- 치료자는 환자가 치료과정을 이끌도록 하며, 불안, 자살 사고, 우울과 같은 증상이 높아진 환자에게 즉각적으로 직접적인 개입을 할 수 있도록 환자의 요구를 계속해서 평가해야 함.
- 치료자는 환자가 자신의 불안, 두려움, 기대를 안전하게 표출할 수 있는 곳이 되어야 함.
- 암환자 심리치료의 중요한 측면 중 하나는 비록 암이 진행되고 있다 하더라도 "생명 유지"에 목적이 있다는 점을 인식해야 함.

예술치료(미술치료, 음악치료, 영상치료 등), 이완요법, 바이오피드백, 명상, 요가 등이 이에 속한다. 이러한 심신의학적 접근들은 암환자의 디스트레스 경감을 위한 주된 치료기법이기보다는 보조적인 치료로 활용하는 것이 바람직하다. 이러한 치료 프로그램은 일정 자격을 갖춘 전문가나 암환자에 대한 임상적 경험이 풍부한 공인된 전문가가 시행하는 것이 권고된다.

4. 암환자의 스트레스 관리 프로그램

1) 프로그램 개발 과정과 이론적 배경

이 책에 소개된 국립암센터 스트레스 관리 프로그램(National Cancer Center-Stress Management Program: NCC-SMP)의 개발은 2010년 국립암센터 기관고유 사업 연구과제인 "'암환자 재활·완화의료강화'를 위한 근거 중심의 통합적 암 진료 서비스 모형 및 프로그램 개발"의 연구비로 수행되었다. 그 과정에서 암환자의 비약물 중재에 대한 기존의 연구에 대한 고찰, 전문가 자문 등을 통해 프로그램을 개발하였고, 국립암센터에서 치료 중인 유방암 환자를 대상으로 무작위할당 통제 연구를 진행하여 프로그램의 효과를 검증하였다. NCC-SMP는 유방암 환자가 치료과정에서 겪는 다양한 이슈들을 회기별 주제(agenda)로 포함시켜 유방암 환자 맞춤형 프로그램으로 완성하였다. 이 책은 유방암 환자에게 사용된 NCC-SMP의 치료자 매뉴얼과 환자 워크북을 담고 있다.

NCC-SMP는 인지행동적 접근과 문제해결적 접근을 이론적 근거로 삼고 있다. 인지행동치료는 불안, 우울을 야기하는 부정적이고 비합리적인 사고 패턴을 확인하여, 이를 현실적으로 바꾸고, 이를 일상생활에서 적용함으로써 긍정적인 강화를 받도록 하는 데 목적이 있다. 보통 6~12회기의 구조화된 치료로, 암환자에게 우울, 불안 등의 심리적 증상뿐 아니라, 수면장애, 오심과 구토, 통증 등 신체적 증상 감소에 효과가 있는 것으로 알려졌다. 문제해결적 접근은 일상생활에서 생겨나는 문제의 근원을 이해하도록 도우며, 문제 상황 자체의 근원을 변화시키거나, 문제에 대한 반응을 변화시키거나, 둘 다를 변화시키기 위한 시도에서 다양한 전략들을 포함하고 있다. 이를 바탕으로 본 프로그램은 암환자가 치료과정에서 겪을 수 있는 다양한 스트레스에 대한 대처방법들을 모색하고, 이를 훈련시키는 것을 목표로 한다. 인지행동적 접근과 문제해결적 접근의 주된 치료 기법들, 예를 들어 인지적 재구조화, 심리교육, 복식호흡, 역할연기, 모델링, 과제, 점진적 노출 등을 본 프로그램에서 주요한 치료 기법으로 활용하였다.

2) 프로그램 개요 및 주요 구성

이 프로그램은 항암 치료나 방사선치료와 같이 적극적인 암 치료를 받고 있는 유방암 환자를 대상으로 그들이 치료과정 중에 겪는 다양한 스트레스에 슬기롭게 대처할 수 있도록 돕기 위한 목적으로 개발되었다. 이 프로그램은 크게 두 부분으로 구성된다. 전반부는 스트레스에 대한 이해를 도모하고, 일반적인 대처기술, 예를 들면 효과적인 대화기술, 복식호흡을 통해 스트레스에 대한 신체적 반응 다스리기, 자신의 생각의 오류를 확인하고 합리적인 생각으로 바꾸기 등을 훈련한다. 후반부는 전반부에 다룬 내용을 바탕으로 보다 개인적이고, 특정적인 문제들을 다룬다. 특히 암환자가 치료 중에 겪을 수 있는 다양한 이슈들, 예를 들어 신체의 변화, 대인관계 문제 등을 회기별 주제로 선정하였다. 이로써 환자들은 프로그램에서 현재 자신이 겪는 어려움을 치료자와 함께 이야기하고, 앞서 배운 대처 기술들을 적용하여 효과적으로 다룰 수 있게 된다. 이렇게 이 프로그램의 각 회기는 유기적으로 상호 연관성을 갖고 있기 때문에, 치료자는 환자들이 가급적 프로그램에 빠지지 않고 참석할 수 있도록 독려하는 것이 중요하다.

NCC-SMP의 개요를 요약하면 다음과 같다.
- 참여대상: 적극적인 암 치료 중인 암환자
- 치료 목표: 인지적 전략 및 행동적 전략을 훈련함으로써 암환자들이 일상생활의 스트레스를 효율적으로 관리하도록 돕는다.
- 이론적 배경: 인지행동적 접근 및 문제해결적 접근

- 프로그램 형태: 4~8명이 참여하는 집단 심리상담 프로그램 형태로, 교육을 통한 정보 제공 및 정서적 지지, 심리 상담, 대처 기술 훈련 등이 함께 이루어지는 통합적인 형태

- 프로그램 회기 구성: 총 10회기–환자의 상태에 따라 주 1회 10주 혹은, 주 2회 5주로 운영될 수 있음

- 회기별 소요시간: 90~120분

- 프로그램 신행자: 인지행동치료의 경험이 있는 정신보건전눈가 1인과 보조치료자 1인 회기별 주제와 사용되는 주된 치료 기법은 다음과 같다.

회기	내용	주된 치료 기법
1	**프로그램 오리엔테이션** 목표 설정 효과적인 의사소통 원격 익히기: 나 말하기	"나 말하기"로 표현하기, 역할연기
2	**암에 대해 이야기하기** 표현적 글쓰기를 통한 감정의 정화 암을 수용하는 것의 진정한 의미 이해: 적극적 대처 긍정적 기분 고양시키기	사랑하는 사람의 답장과 즐거운 활동을 통한 긍정적 강화
3	**신체 증상에 대처하기** 스트레스 교육: 스트레스와 신체증상의 관계 이해 감정, 생각, 행동 및 신체반응 구분하기 감정, 생각, 행동 및 신체반응의 상호작용 이해하기 복식호흡	복식호흡 감정 자각 연습
4	**스트레스를 일으키는 생각 찾기** 자동적 사고 찾기 생각의 오류 이해하기 자동적 사고에서 인지적 오류 찾기	인지재구조화: 인지적 오류 찾기 복식호흡
5	**스트레스를 만드는 생각 바꾸기** 논박을 위한 질문 익히기 논박을 통해 타당한 생각으로 바꾸기	인지재구조화: 타당한 생각으로 바꾸기 복식호흡
6	**대처기술 익히기 및 분노 조절하기** 적절한 대처법 사용하기: 문제 중심적 대처, 정서 중심적 대처 분노 조절하는 방법 익히기	분노조절 훈련, 역할연기 복식호흡, 인지재구조화
7	**외모와 신체 변화에 대처하기** 신체변화에 대한 생각의 오류 확인 점진적 노출의 원리 및 단계 이해 노출순위 정하기, 상상이완훈련	인지재구조화 점진적 노출, 상상이완 복식호흡, 역할연기
8	**가족 및 대인관계 변화에 대처하기** 대인관계 변화에 대한 대처: 문제 중심적, 정서 중심적 경제적, 실제적, 정서적 지지자원 확인하기 대인관계 갈등 상황에 대한 역할시연	인지재구조화 복식호흡, 역할연기 나 말하기 훈련
9	**잠재적인 두려움에 대처하기** 재발·전이에 대한 대처: 문제 중심적, 정서 중심적 재발·전이의 증상 및 관리법에 대한 교육 자기충족적 예언	인지재구조화 복식호흡
10	**변화 유지하기** 프로그램 전체를 되돌아보기 생활 스케줄 관리: 삶의 우선순위 정하기	

저자들은 치료자와 환자 모두가 각자의 목적에 맞게 이 책을 활용할 수 있도록 구성하였다. 이 책은 크게 두 부분으로 나누어져있는데, chapter 2는 치료자용 매뉴얼, chapter 3은 환자용 워크북을 수록하였다. 또한 부록에는 회기 별 과제 기록지를 별도로 수록하였다. 「chapter 2. 스트레스 관리 프로그램: 치료자용 매뉴얼」에는 암환자를 대상으로 스트레스 관리 프로그램을 진행하고자 하는 치료자를 위한 치료자용 매뉴얼을 소개하고 있다. 매뉴얼에는 회기별 구성과 내용, 목표 등을 소개하였고, 실제로 프로그램의 효과 검증을 위한 연구기간 동안 실시된 프로그램의 내용과 실제 상담의 축어록을 요약하여 제시하였다. 특히 축어록은 이 책에서 소개된 스트레스 관리 프로그램을 직접 운영하고자 하는 치료자에게 치료 과정에 대한 이해를 돕고, 환자와의 상호작용에 대한 생생한 그림을 그리는 데 도움이 될 것이다.

「chapter 3. 스트레스 관리 프로그램: 환자용 워크북」에는 실제 프로그램에서 환자에게 제공된 환자용 워크북을 함께 수록하였는데, 여기에는 프로그램에서 진행되는 내용에 대한 이해를 도모하기 위해 가능한 한 쉽게 설명한 회기별 내용이 포함되어 있다.

당신이 치료자라면?

이 프로그램을 각 현장에 적용하여 활용하고자 하는 치료자는 사전에 치료자용 매뉴얼을 충분히 숙지할 필요가 있다. 구조화된 프로그램으로 진행되기는 하나, 치료자의 숙련도와 유연함이 프로그램의 성패를 좌우할 수 있다. 치료자는 본 프로그램의 기본적인 치료 기법들을 익히고 환자의 반응과 상황에 따라 이를 적질히 적용할 수 있어야 한나. 실세 프로그램을 실시할 때에는 chapter 3의 환자용 워크북과 부록의 회기별 과제 기록지를 그대로 사용하면 된다.

앞서 언급하였듯이, NCC-SMP는 기본적으로 유방암 환자의 치료 중 겪는 어려움을 주제로 한 '유방암 환자 맞춤형' 프로그램이다. 따라서 이 프로그램을 다른 암종의 환자에게 적용하는 경우 회기별 주제나 내용을 그것에 맞게 수정하여 사용할 것을 권한다.

　　만일 당신이 스트레스 관리에 관심을 갖고 있는 암 환자 혹은 가족이라면 이 책의 chapter 3 부터 읽기를 권장한다. chapter 3에 수록된 내용들은 실제로 NCC-SMP에서 환자들에게 제공된 책자를 바탕으로 한 것으로, 책의 내용에 따라 혼자서도 스트레스 관리 훈련을 할 수 있도록 구성한 일종의 자습서이다. 일주일에 한 회기, 혹은 하루에 한 회기씩 내용에 맞춰 스트레스 관리를 연습해보자. 한 회 한 회 달라지는 내 자신을 발견할 수 있을 것이다.

chapter 2
스트레스 관리 프로그램 :
치료자용 매뉴얼

1회기.

프로그램 오리엔테이션: 환영합니다

1. 치료에 대한 긍정적인 기대와 참여에 대한 동기를 부여한다.
2. 프로그램 내용에 대한 환자의 이해를 도모하고, 환자 스스로의 목표를 수립한다.
3. 치료자와 환자와의 라포를 형성하고, 구성원 간의 관계를 강화한다.
준비물: 화이트보드, 슬라이드 PPT, 환자용 워크북, 이름표, 볼펜, 사전평가지

진행과정

1. "환영합니다"(20분)

치료자 및 집단원 소개

– 어떤 기대를 하고 프로그램에 참여하게 되었는지, 프로그램을 통해 도움을 받고 싶은

문제는 무엇인지 확인한다.

2. 프로그램 소개 및 규칙 정하기(30분)

1) 프로그램 오리엔테이션

- 프로그램 전체 회기에 대해 간략히 소개한다. 소개 후에는 특별히 기대되는 회기가 있는지, 프로그램 참여 전 기대했던 바와 다른 점이 있는지 확인한다.
- 인지행동치료, 암환자의 인지행동치료의 효과를 소개하고, 치료 효과의 극대화 및 지속을 위해서는 '과제'가 중요하다는 것을 이야기한다. 이때, 과제 수행에 대한 환자의 감정(예: 부담감을 느끼지는 않는지)을 확인하고, 과제 수행이 특별한 게 아니라 일상생활에서 일어나는 일과 그때 나의 반응에 보다 주의를 기울이는 것이라는 점을 무겁지 않게 설명한다.
- 단순히 자조모임처럼 만나서 이야기하고, 정서적 지지만을 추구하는 것이 아니라 교육적 요소가 포함되어 있으며, 환자의 적극적 참여로 이루어지는 '심리치료' 프로그램임을 설명한다.

2) 프로그램 규칙 정하기

- 프로그램이 진행되는 동안 집단원들이 지켜야 할 사항들을 미리 정한다. 이때 기본적인 사항들, 예를 들어 출석, 과제, 비밀보장 등은 치료자가 미리 제시하는 것이 좋다. 또한 그 외에 필요한 내용을 집단원들이 추가하도록 논의할 시간을 갖는다.

3. 목표 정하기(20분)

1) 프로그램의 목표

프로그램 참여를 통해서 환자들이 얻을 수 있는 바에 대해서 이야기한다. NCC-SMP 프로그램의 목표는 다음과 같다.

- 이완요법을 통해 신체증상을 보다 잘 조절할 수 있다.

- 효과적인 스트레스 대처방식을 익히고, 이를 활용함으로써 스트레스를 관리할 수 있다.
- 유방암 진단과 수술 및 치료과정을 겪으면서 잃었던 자신감을 되찾는다.

2) 환자 개별 목표 정하기

프로그램 참여를 통해 이루고 싶은 목표를 정하도록 한다. 이때 목표에 도달한 정도를 가시적으로 확인할 수 있도록 되도록 구체적으로 목표를 정하는 것이 중요하며, 실현 가능성 역시 검토한다. 구체적으로 목표를 잘 정한 환자가 있다면 그 환자의 목표를 읽게 함으로써 다른 환자들이 이를 모델링하도록 한다. 1회기를 마무리하면서 개인별 목표 수정 및 보완을 과제로 제시한다.

【'목표세우기'의 예】

① "스트레스를 받지 않고 산다."(×)
　 "스트레스를 잘 관리하는 방법을 배운다."(○)
② "재발, 전이에 대한 불안에서 벗어난다."(×)
　 "재발, 전이에 대한 불안에 대처할 수 있는 방법을 배운다."(○)
③ "살을 뺀다."(×)
　 "하루에 한 시간씩 걷기 운동과 식이요법을 통해 3개월 동안 2kg을 뺀다."(○)

【'목표세우기'에 대한 피드백을 주고 가이드라인을 제시하는 예】

치료자: 자, A씨가 목표로 적으신 걸 한 번 볼게요. 첫 번째가 '남편이 내 얘기를 잘 들어줬으면 좋겠다', 그리고 두 번째가 '스킨십을 좀 더 많이 했으면 좋겠다'라고 쓰셨네요. 목표를 굉장히 잘 정하셨어요. 어떤 점에서 그럴까요? (…모두들 갸우뚱한다.) 음… 아까 처음에 목표를 떠올리셨을 때에는 막연히 "남편에게 사랑받고 싶다"라고 하셨는데, 지금은 거기에서 더 구체적으로 적으셨네요. 이렇게 목표는 되도록 구체적으로 세우시는 게 좋아요. 예를 들면, 목표가 '남편에게 사랑받고 싶다?'라면 이건 조금 막연하죠. 그것보다는 내가 어떨 때 사랑받는다고 느끼는지 한번 생각해보세요. 만약 '스킨십을 할 때 사랑받는다고 느낀다'면 '남편과 스킨십 하기' 이렇게 구체적인 행동 목표를 적으시는 것이 좋아요.

(중략)

아마도 지금 적으신 목표를 이루려면 더 구체적인 행동을 하는 게 필요할 거예요. 그런 구체적인 행동이 바로 목표가 되는 거예요. 다른 예를 들면, '전처럼 활동하고 싶다' 이것보다는 전처럼 활동한다는 건 어떤 것이 있나요. '예전처럼 한 달에 한 번 ○○ 모임에 나간다' 이런 식으로 바꾸셔서 좀 더 구체적으로 목표를 다시 적어 볼게요. 그래서 프로그램이 끝나면 그 목표는 달성할 수 있게, 또 얼마나 달성되고 있는지 점검할 수 있을 것 같아요.

4. 효과적인 의사소통 원칙 익히기: 나 말하기(30분)

- 의사소통의 중요성에 대해 설명한다.

- 나 말하기 vs. 너 말하기와 관련하여 구체적인 예를 들어서 이야기 하고, 각각의 말하기 상황에서 상대방의 반응이 어떨지 환자에게 예측해보라고 하면서 딱딱한 강의가 되지 않도록 하고 환사의 참여를 유노한다

- 나 말하기의 원칙을 설명하고(4가지), 다양한 상황(예: 도움 요청, 타인의 요구 거절뿐만 아니라 감사 표현 등의 긍정적인 상황)에서 적용할 수 있음을 이야기한다.

- 다음 시간에 올 때까지 나 말하기를 누구에게 적용해 볼 것인지 정해본다.

- 만약 시간이 넉넉하다면 한 사람 정도의 사례를 가지고 회기 내에서 직접 해 볼 수 있으며, 이때 다른 환자들의 피드백을 유도함으로써 환자들이 적극적으로 참여할 수 있게 한다.

Tip!

'나 말하기'를 시도하는 것을 쑥스러워하거나 부담스러워 하는 환자의 경우, 충분히 그럴 수 있음을 공감해 준다. 그러나 그럼에도 시도했을 때 그 효과가 굉장히 크다는 것을 치료자의 경험이나 환자 사례를 들어 이야기해주고 동기를 부여한다. 만약 환자가 계속 과제 수행에 대해 부담스러워 한다면 유머러스하게 지금 이 상황을 '나 말하기로' 얘기해보는 것이 곧 과제 수행이라고 하면서 지금 이 상황에서 나 말하기를 할 수 있도록 유도한다.

치료자: 지금 우리 A씨가 과제 해 오시는 거에 대해서 힘들어하시는 거 같은데 그럼 이 상황을 한번 '나 말하기로' 해 볼까요? 이걸 어떻게 표현해 볼 수 있을까요? 저한테 한번 해 보시겠어요? 이거 하시면 과제 해 오신 걸로 할게요.(모두 웃음)

환자: 선생님… 과제가 너무 많아요.

치료자: 네(웃으면서)…. 좀 많죠? (환자 침묵) 과제가 많아서… A씨 감정이 어떠신가요?

환자: 저는 좀 부담스럽습니다.

치료자: 아…. 과제가 많아 부담스러우셨군요. (환자 침묵) 자, 제가 어떻게 해 드리면 될까요? (웃으면서) 소망 표현하시기 전까진 모르겠는데요? (치료자는 동시에 "나 전달하기 기법"이 적힌 PPT를 가리킨다.)

환자: 저는 새로 해 오기가 어려울 것 같아요. 나 말하기 과제는 이걸로 대체해도 될까요?

치료자: (웃으면서) 네 그러세요. 잘하셨어요.

5. 프로그램 마무리(10분)

– 참여 소감 이야기하기

– 과제 제시

– 다음 회기 예고

* 환자가 프로그램 참여 중 우울, 불안과 같이 심리적 증상이 심해지거나 새로운 증상이 생겼을 때, 언제든지 치료자에게 알려주면 적절한 도움을 받을 수 있다는 것을 언급한다.

▶ 과제 ◀

1. 나의 목표를 보완하고 수정하기
2. '나 말하기'로 의사소통해 보기

2회기.
암에 대해 이야기하기: 암과 나

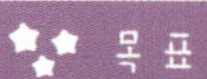

암을 진단받고 치료받는 과정에서 경험한 심적 어려움에 대해 충분히 이야기하고, 현재의 상태를 수용할 수 있도록 한다.

준비물: 화이트보드, 환자용 워크북, 슬라이드 PPT, 8절 색지, 유성매직, 음악, 휴지

🔍 진행과정

1. 프로그램 시작(20분)

안부나누기 및 과제점검

- 돌아가면서 집단원의 안부를 묻고 한 주간의 생활을 이야기한다.

- 지난 회기 과제였던 '나 말하기'를 실천했는지 확인하고, 소감, 상대방 반응, 실천하는 과정에서의 어려움 등을 살펴본다. 혹시 잘 되지 않았을 경우, 어떤 점을 수정해서 어떻게 말하면 좋을지 다른 환자의 피드백을 유도한다.

첫 과제 수행이므로 성공 여부와 관계없이 과제 수행자체에 대해 충분한 지지를 하는 것이 중요하며, 혹시 과제를 수행하지 못했다 할지라도 이로 인해 다음 회기에 오는 것을 부담스러워 하지 않도록 다른 환자에게 피드백을 주는 과정에 적극적으로 참여할 수 있도록 유도하고, 좋은 피드백을 준 것에 대해 치료자가 긍정적인 언급을 할 수 있다.

【과제 점검의 예】

(1회기의 '나 말하기 기법'이 제시된 PPT를 화면에 띄우고)

환자 1: 빨래하기 힘들어서 애들 도움을 받고 싶은데 애들은 이제 제가 다 나았다고 생각하거든요. 그래서 "아직은 치료받는 중이고, 아프고, 많이 피곤해. 우리 아들이 빨래 좀 해 줬으면 좋겠다" 이렇게 부탁을 했어요. 애가 게임을 하고 있었는데 바로 '네' 하면서 해 주지는 않았지만 '지금 하던 거 하고 해 드릴게요'라고 하더라고요. 진짜 나중에 해 줬어요.
치료자: 굉장히 잘하셨네요. 적으신 걸 제가 읽어 볼게요. '엄마가 아직 치료가 다 끝나지 않아서 많이 피곤한데 우리 아들이 빨래 좀 해주면 고맙겠다' 이렇게 얘기하셨네요.
환자 1: 네. 배운 거 생각해서. 근데 원래는 이렇게 안 해요. '좀 해줘!' 막 이렇게 하죠.
치료자: (감탄하며) 와…. 어떠셨어요? 그전과 비교했을 때, 아이의 반응이 좀 다르던가요?
환자 1: 이 말이 '싫어' 이런 단어가 나올 수 없는 말이잖아요. 그걸 인제 확실히 알았어요. 전에도 감으로는 '이렇게 말하면 좋겠다'라고 생각은 했는데 잊어버리고 결국 내 성격대로 하게 됐거든요. 그리고 남자애들 키우면 단순 명령을 자꾸 하게 되는데 (환자 2: 맞아요) 이렇게 하니까 나도 말하기가 부드럽고, 애들도 '지금은 다른 거 해야 돼. 나중에 할래요' 이렇게 거절하는 게 아니라 생각을 한 번 더 해서 말하니까 서로 부드러워지더라고요. (웃으면서) 잘했죠?
치료자: (웃으면서) 네. 잘하셨어요. 적용을 굉장히 잘하셨네요.

【나 말하기 과제 활용의 예】

상황	점심 약속이 있어서 엄마께 둘째아이를 봐달라고 할 때
나의 반응	"엄마. 오늘 점심 때 중요한 약속이 있는데. 내가 ○○랑 같이 가면 너무 힘들것 같아. ○○을 유치원에서 데려다 줄 수 있어요?"
상대방의 반응	"그래. 몸 조심해라."

상황	아이들이 눈깜짝을 하고 밥 안 먹으려고 할 때.
나의 반응	"○○야. 엄마가 어릴 때 가뿐이가 밥 안 먹고, 라지만 먹으며 배아파서 수술해야 하는 사람이 많더구라 엄마는 ○○가 키도 쑥쑥 크고 건강하게 잘 자라서 아프
상대방의 반응	안 아프며 좋겠어. ○○랑 엄마랑 놀이터도 매일매일 갈 수 있고 얼마나 좋을까?"
	"엄마. 내가 좀 착각을 했어요. 밥 먼저 먹고 나가 먹어야 하는게 깜빡 잊어 버리고 과자 먹으려고 했어. 밥 먼저 먹을게요."
상황	휴일 아침에 청소해야 하는 상황
나의 반응	"이제 치료하고 나서 피곤하서 그러네, 청소기 좀 돌려주면 그동안 내가 좀 쉴 수 있어서 훨씬 기분이 좋아질 것 같애. 지금은 꼼짝 못하겠는데 제안이 어려우니 싫을 수도 없고 …"
상대방의 반응	묵묵히 청소기를 가져다 청소를 한다.

2. 목표 적기(10분)

– 8절 색지에 지난 시간에 각자가 정한 목표를 적는다. 목표가 구체적인지, 실현 가능
한지 등을 한번 더 점검하고, 종이에 적으면 다음 회기 때부터 환자가 앉았을 때 보
이는 곳에 목표를 붙여 놓는다.

【목표 적기의 예】

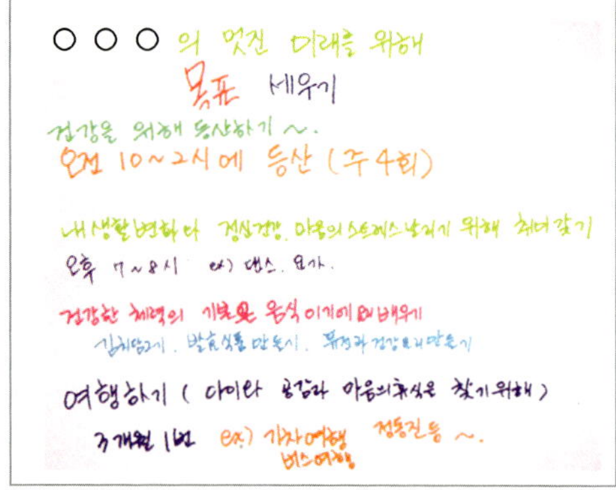

3. 암에 대해 이야기하기(80분)

1) 암을 수용하기 위한 준비하기(10분)

- 암에 걸렸을 때의 기분에 대해 간단히 이야기한다.
- 현재 암을 바라보는 각자의 태도를 알아본다(왜 내가 암에 걸렸을까?).

2) '나에게 쓰는 편지' : 표현적 글쓰기(40분)

- 각각 암 진단 및 치료 과정에서의 경험과 그때 느꼈던 깊은 감정을 글로 써보는 시간을 갖는다.
- 글쓰기를 통해 환자가 깊은 감정을 드러낼 수 있도록 독려한다. 형식에 구애받거나 잘 써야 한다는 부담감을 느낄 필요가 없음을 말해 준다.

【'나에게 쓰는 편지'에 대해 설명하기】

> 치료자: "암을 처음 진단받고 치료받으면서 지금까지 온 과정들을 한번 떠올려보세요. 누구에게도 말할 수 없었던 경험과 감정들이 있을 거예요. 그때로 돌아갔다고 생각하고 그때의 경험과 심정이 어땠는지 한번 써볼게요. 'ㅇㅇ야, 네가 암에 걸렸을 때…' 이런 식으로 본인 이름을 부르면서 써보세요. 마치 내가 나에게 얘기하는 것처럼요. 그때 당시 어떤 기분이었는지, 어떤 마음이었는지는 여러분 자신이 제일 잘 아실 거예요. 그냥 떠오르는 대로 써내려 가시면 돼요. 같은 말을 반복해도 상관없습니다. 완벽한 문장이 되지 않아도 괜찮습니다. 그리고 뒤페이지에는 지금까지 잘 이겨내 온 나를 격려하는 편지를 써보세요."

- 글쓰기 후, 자신이 쓴 글을 직접 낭독하는 시간을 가진다. 쓴 글에 대해 이야기를 덧붙여 설명을 하는 것이 아니다. 그대로 읽게 한다. 스스로 읽기를 부끄러워할 경우에도 글을 읽으면서 자신의 감정을 충분히 느낄 수 있도록 치료자가 시간을 주고, 스스로 읽게 한다.
- 이 과정에서 많은 환자가 서로의 경험과 감정에 대해 충분히 공감할 수 있도록 피드백을 유도한다.

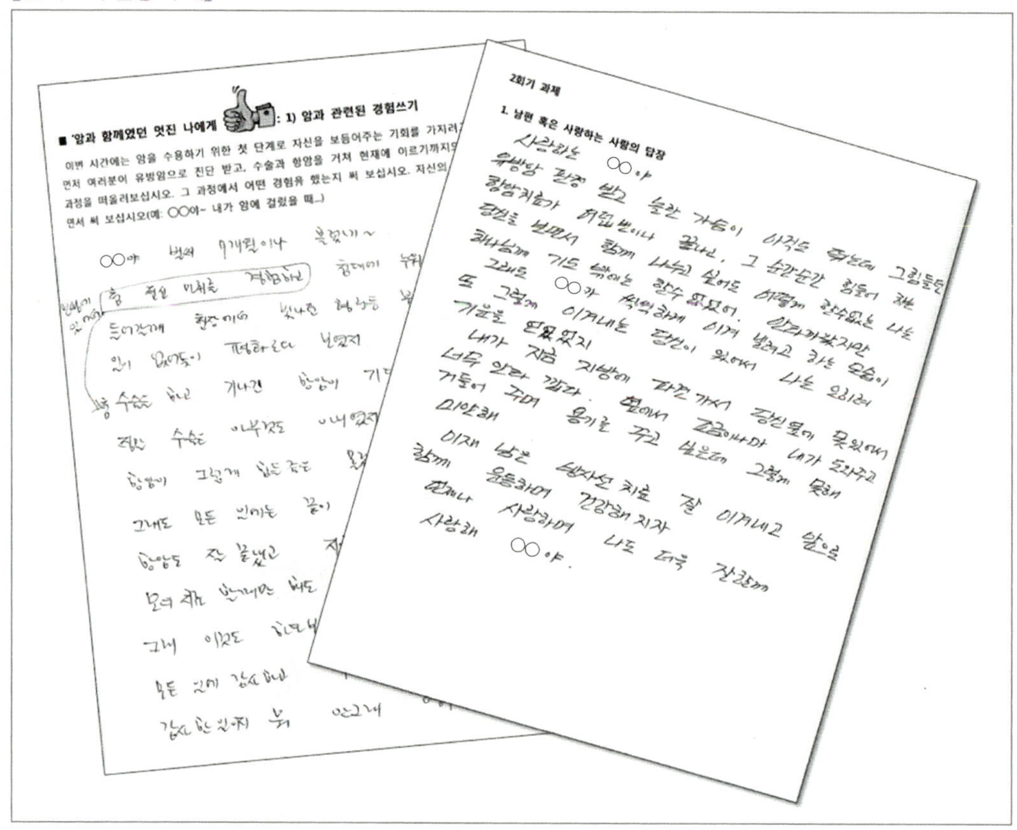

3) 나의 반응 이해하기(10분)

현재 나는 어느 단계인가?

– 치료자는 암 진단 및 치료과정에서 느끼는 환자의 감정 변화에 대해 설명한다. 더불어
암환자가 흔히 겪는 심리적 증상(예: 우울, 불안)에 대해서 각각의 증상이 어떻게 나타
날 수 있는지 그 양상과 내용을 예를 들어 설명한다. 그리고 현재 암과 관련해 자신
의 감정이 어떤지 확인한다. 이를 통해 환자가 자신의 감정에 대해서 부인하지 않고,
현재 느끼는 감정이 타당하다는 것을 충분히 알 수 있도록 한다.

4) 암을 수용한다는 것은?(20분)

'암을 받아들인다는 것'의 의미

– 스트레스 상황에서 나타날 수 있는 반응에는 투쟁도피반응(fight or flight response)

이 있음을 알려주고, 암에 대처하는 방식들이 구체적으로 어떤것이 있는지 설명한다. 지금까지 자신이 해 온 대처 양식들이 이들 중 어디에 해당하는지 이야기해본다.

– 투쟁정신 충전하기: 매 회기가 암을 수용하는 과정의 연속일 것이며, 10회기가 끝나면 보다 적극적으로 암에 대해 대처하고 이것이 곧 진정한 수용임을 환자가 알 수 있도록 한다

5) 나에게 편안함과 즐거움을 주는 활동 목록 작성

■ 암환자로 살아가면서도 병전과 마찬가지로, 혹은 병전보다 더 즐거움과 보람을 느끼며 살아갈 수 있다는 점을 강조하면서 '나에게 편안함과 즐거움을 주는 활동 목록'을 작성하도록 한다.

– 작성 후, 한 사람씩 돌아가며 목록을 발표하도록 한다. 이때 다른 사람이 발표하는 활동 목록을 들으면서 자신의 목록에는 없는 활동을 추가하도록 독려한다.

– 이때 이러한 활동들이 거창한 것이 아니라 사소하고 작은 일일 수 있다는 것을 예를 통해 보여줄 수 있다.

4. 프로그램 마무리(10분)

– 소감 듣기

– 과제 제시

– 다음 회기 예고

▶ 과제 ◀

1. 작성한 편지를 남편(사랑하는 사람)에게 보여주고 답장 받아오기
2. 나에게 편안함과 즐거움을 주는 활동목록에 적힌 내용을 실천하고 기분 기록지에 작성하기

3회기.
신체 증상에 대처하기: 스트레스, 당신은 나의 동반자

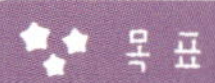

1. 스트레스의 원인과 반응을 이해하고, 구분할 수 있다.
2. 스트레스로 인한 신체적 반응에 대한 대처로 복식호흡을 훈련한다.

준비물: 화이트보드, 환자용 워크북, 슬라이드 PPT, 볼펜, 복식호흡훈련 用 CD

진행과정

1. 프로그램 시작(20분)

안부 나누기 및 과제 점검

- 일주일 동안의 생활에 대해 이야기하도록 한다. 그 과정에서 자연스럽게 지난 회기 과제였던 '즐거움을 주는 활동하기'를 점검한다. 과제를 수행하면서 느꼈던 즐거운 감정을 충분히 표현할 수 있도록 격려하며, 행복이 이처럼 작은 것들로부터 올 수 있다는 것과 적어도 하루에 몇 시간(실제로 환자가 활동을 한 시간을 언급)은 행복하게 보냈다는 것을 눈으로 확인하도록 코멘트 한다. 만약 환자가 즐거운 활동을 찾지 못한다면, 치료자가 대안을 제시하거나 집단원들의 피드백을 통해 즐거운 활동을 생각해 낼 수 있도록 돕는다.

【과제 점검의 예】

> 치료자: 나무 그늘 밑에서 앞산 바라보기 10분, 동네 돌기 20분, 동네 아기 엄마들이랑 수다 떨기 30
> 분. 감정은 행복 80점, 편안함 70점, 즐거움 90점. 그러니까 이날은 적어도 1시간 정도는 기분
> 이 좋으셨던 거네요. 그래서 그런지는 몰라도 오늘 우리 ○○○ 씨 얼굴이 더 좋아 보이시는
> 거 같아요.
> 환자: (웃으면서) 적고 나서 보니까 즐거운 활동이 큰 게 아니라 이렇게 작은 것이더라고요. 예전에는
> 로또나 당첨돼야 즐거울 거라고 생각했는데 일상생활에서도 즐겁고, 편안한 활동을 많이 하고
> 있다는 걸 알게 됐어요. 또 어제 같은 경우는 아버님 생신이라서 큰딸한테 '뭐 좀 사다 줄래?' 문
> 자를 보냈더니 다 사서 왔더라고요. 어떻게 어떻게 하라고 얘기만 했는데 음식도 다 알아서 하
> 더라고요. 그래서 기분이 좋더라고요.
> 치료자: 따님한테 도와달라고 부탁하신 건가요? 아니면 따님이 알아서 하신 건가요?
> 환자: 도와달라고 했어요. 제가 힘들고 그러면 '엄마가 아직 힘드니까 와서 조금 일찍 와서 이것 좀 해
> 주면 고맙겠다' 그러면 '알았어' 하고 와서 해줘요. 지금은 애들 도움을 많이 받는 편이에요.
> 치료자: 말씀 들어보면, 따님이 그냥 알아서 한 게 아니고, ○○○ 씨께서 부탁하신 거네요. 결국은 남
> 이 즐거움을 준 게 아니라 본인 스스로 즐거운 활동을 찾으신 거죠. 그리고 부탁하는 과정에
> 서 '나 말하기도' 응용하셨고요. 잘하셨어요.

■ '나에게 편지쓰기'에 대해 사랑하는 사람의 답장을 받아온 환자에게 직접 낭독하도록
한다. 답장을 처음 읽으면서 환자의 감정이 어떠했는지를 충분히 표현하도록 하고,
집단원이 서로 자유롭게 피드백을 주고받을 수 있도록 한다. 만약 답장을 받지 못했
다면 그 이유를 탐색하고, '나 말하기'를 통해 다시 시도할 수 있는지 가능성을 확인
한다.

2회기 과제

1. 남편 혹은 사랑하는 사람의 답장

♥ 사랑하는 우리 엄마에게 ♥

사랑하는 우리 엄마 ^^

저도 기억해요. 지난 1월 암판정 받고 엉엉 울었던 일들을요.
항상 평온했던 우리집에 이제 된 날벼락인가 싶기도 하고,
하늘이 원망스럽고, 정말 충격이 컸었죠. 너무너무 마음이 아팠고요.
하지만 누구로 잘되고, 항암치료도 잘받고, 잘 이겨내가는 엄마의
모습을 보면서 역시 "우리 엄마"구나 하는 생각을 했죠.
항상 긍정적인 마음으로 삶을 살아가는 엄마가 정말 대견하다는
생각을 했어요 ^^ 역시 우리 엄마가 최고예요!!
사람한테는 똑같은 고통이 않고 똑같은 행복이 않아 주어진대요
지난 힘들었던 일들, 또 앞으로 치료받으면서 우울하고 힘든 일들
모두 다 잘 이겨내면 정말 행복한 일만 온거나 믿어요!!
엄마옆에는 항상 든든한 우리 아빠, 이쁜 ○○, 귀여운 ○○가
있으니깐 힘 팍팍 내요!! 우리 가족들이 엄마를 사랑하는만큼
힘 많이 내서 모두 다 이겨내요~
사랑해요 우리 엄마♥

－2010. 6. 27
엄마의 사랑스러운 딸 ○○ －

2. 신체 증상에 대처하기(80분)

1) 나의 스트레스를 객관적으로 관찰하기(20분)

■ 스트레스란 무엇인가? 스트레스 정의, 관리의 필요성에 대해 설명한다.

– 각자의 '스트레스 원'을 찾고 이에 대한 목록을 작성함으로써 자신의 주요한 스트레스 원이 무엇인지 이해한다. 이때 '최근' 경험했던 스트레스를 위주로 적게 하며, 최근에 스트레스를 경험하지 않았다는 환자의 경우, 스트레스가 크거나 거창한 것이 아니라 사

소하지만 불쾌했던 일일 수 있음을 이야기해 준다(유머러스하게 지금 이 상황-'스트레스가 없는데 적으라고 하는 상황'- 역시 스트레스 상황일 수 있다고 언급할 수 있다). 또한, '스트레스 상황'에 '스트레스 반응'을 적지 않도록 구체적인 예를 들어 둘을 구분해서 적을 수 있도록 한다.

2) 스트레스 이해하기(30분)

외부 사건에 대한 반응으로 감정, 생각, 행동, 신체반응을 구분하여 설명한다. 이때 감정은 생각, 행동, 신체 반응의 상호작용을 통해 느껴지는 것이라는 점을 강조한다.

① 감정이란?

– 감정 목록 만들기: 감정을 나타내는 단어를 적어보기

– 이 작업의 목적은 적절한 상황에서 적합한 감정을 사용하여 적절한 표현(강도)을 할 수 있도록 하는 데 있으며, 목록이 풍부해질수록 '나 말하기'도 더 잘할 수 있음을 언급한다.

– 이 작업을 할 때는 자신의 감정 목록에 있는 정서를 한 명씩 차례대로 돌아가면서 하나씩 말해보도록 한다. 이때 앞에 사람이 언급한 감정은 제외하고, 이야기하지 않았던 감정만을 발표하게 한다. 또한 자신은 미처 생각하지 못했던 감정이 있다면 자신의 목록에 추가하도록 함으로써 보다 재미있게 진행할 수 있다.

② 감정에 영향을 미치는 3요소

– 스트레스에 따른 생각, 행동, 신체 반응에 대해 설명한다.

– 이 작업이 잘 되지 않으면 앞으로 과제를 하는 데 어려움이 있기 때문에 각각을 구체적으로 예를 들어 설명하여 환자가 이를 충분히 이해하고 스스로 구분할 수 있도록 한다.

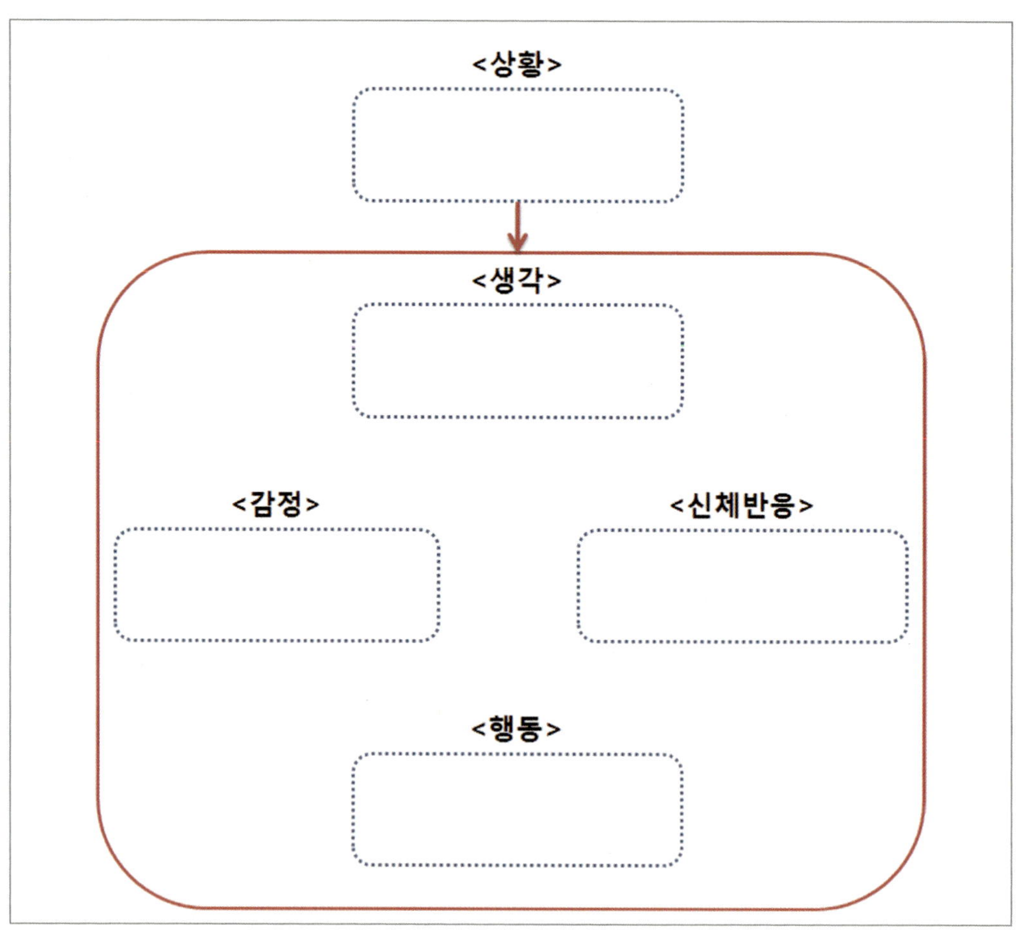

③ 최근에 가장 스트레스였던 상황을 떠올리고, 그 당시의 생각, 정서, 행동 및 신체반응을 구분해서 적는다. 그리고 (서로의 상호작용을 나타내는) 그림을 통해 생각, 정서, 행동 및 신체반응의 상호작용을 이해한다. 각각이 서로에게 어떻게 영향을 끼치는지 설명하고, 환자는 이를 통해 하나의 구성 요소를 변화함으로써 다른 요소가 연쇄적으로 변화하여 증상이 감소될 수 있음을 익힌다.

[환자가 기록한 것을 보며]

환자: 술 먹고 늦게까지 안 들어오는 상황에서 생각은 '술 먹고 운전대 잡는 거 아니야?, 또 늦게 들어오네.'
치료자: '술 먹고 운전대 잡는 거 아니야?'라는 생각이 문득 드셨군요. 이런 생각이 드니까 어떤 감정이 드셨어요?
환자: 불안하죠.
치료자: 네~ 불안해지죠. 또 다른 생각을 볼게요. '또 늦게 들어오네'라는 생각이 들면서는 감정이 어떠셨어요?
환사: 화가 나고….
치료자: 그러면서 신체반응으로는…. (환자가 쓴 것을 가리키며)
환자: 가슴이 두근거리고.
치료자: 네. 그리고 그때 나타난 행동은?
환자: 난폭해지고, 욕하고.
치료자: 이렇게 행동이 거칠어지고 말이 곱게 안 나가면서 신체반응은 더 활성화되었네요. 어떻게 되던가요?
환자: 목소리가 커지고…. 혈압 오르고.
치료자: 그렇죠! 남편이 술 마시고 늦게까지 안 들어오는 상황에서 생각, 감정, 신체반응, 행동들을 잘 말씀하셨어요. (치료자가 직접 환자의 워크북에 화살표를 그려 보인다.) 지금 말씀하신 거를 화살표를 그려 보면 서로 이렇게 상호 작용하죠. 생각이 감정을 일으키고, 다시 행동이 또 신체반응을 일으키기도 하고. 이런 식으로 상호 작용하는 거죠. 이 순환되는 고리를 이해하셔야 돼요. 지금 이렇게 나눠서 작성해 보고 화살표를 그어 보시니까 어떠세요?
환자: 하나가 된 것 같아요. 다 상호 작용이 있는 것 같고. 하나하나 떨어져 생각했었는데 그게 아니라 진짜 생각이 있으면 감정이 따라오고, 다시 행동이 따라오네요. 하나의 사이클로….

[다른 환자들에게도 서로 돌아가며 요소별로 이야기하고, 화살표를 그려보도록 한다.]

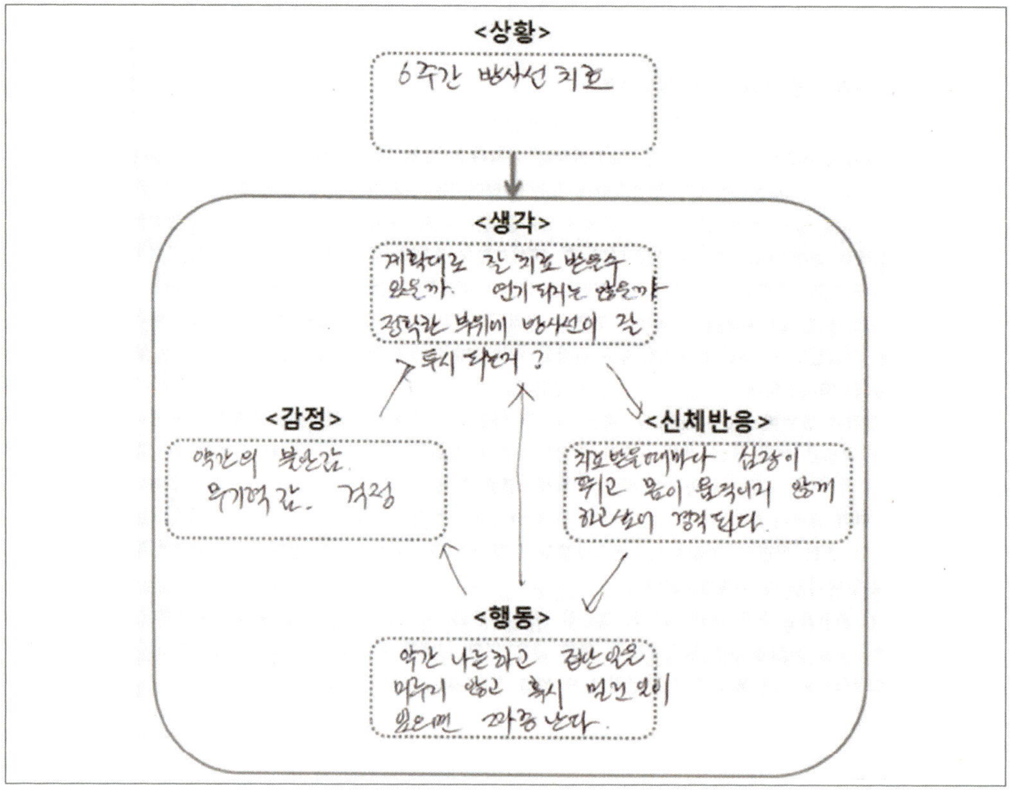

3) 스트레스에 대한 대처: 복식호흡(30분)

- 복식호흡 교육 및 실습

– 복식호흡의 목적 및 효과를 설명하고 편안한 상태에서 복식호흡을 익힌다.

3. 프로그램 마무리(10분)

- 소감듣기

– 복식호흡에 대해서도 환자의 경험을 듣는 시간을 짧게 갖는다.

- 과제제시 및 다음 회기 예고(4, 5회기는 매우 중요하므로 특별히 참석의 중요성을 강조

  한다)

1. 나에게 즐거움을 주는 활동을 한 후, 기분을 기록지에 작성하기

2. 복식호흡 연습하고 기록지에 작성하기

4회기.
스트레스를 일으키는 생각 찾기: 꼭꼭 숨어도 자동적 사고 보인다

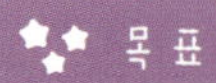

스트레스를 만드는 자신의 생각(자동적 사고)을 발견하고, 오류 여부를 자각하도록 한다.

준비물: 화이트보드, 환자용 워크북, 슬라이드 PPT, 볼펜, 복식호흡훈련 用 CD

🔍 진행과정

1. 프로그램 시작(15분)

안부 나누기 및 과제 점검

- 일주일 동안의 생활에 대해 이야기하도록 한다. 지난 회기의 과제인 "복식호흡훈련" 기록지를 점검하고, 복식호흡을 하면서 겪었던 어려움에 대해 질문한다.
- 안부나누기가 끝난 후, 다 함께 복식호흡을 해보는 시간을 가진다.

【복식호흡 과제를 점검하고 피드백 주는 예】

[환자가 복식호흡 훈련 기록지에 작성한 것을 함께 검토한다.]

치료자: 복식호흡 연습하신 걸 매일 잘 기록하셨네요. 어떤 상황에서 해보셨어요?

환자: 방사선 치료를 받는데 긴장이 되는 거예요. 거기만 누우면 이상하게 심장이 평소보다 더 두근거리고 움직이면 안 된다는 생각 때문에 몸이 더 굳는 거 같아요. 그래서 그때 '아 복식호흡 해야겠구나' 생각해서 했어요.

치료자: 상황에 맞게 굉장히 적용을 잘하신 것 같아요. 몸이 긴장되고 불편하니까 그 상황에서 바로 복식호흡을 하셨네요. 복식호흡 하면서 어떠셨어요?

환자: 처음에는 배가 오르락내리락하는 게 신경이 쓰였는데 '신경 쓰지 말고 일단 쭉 한 템포 계속해 보자' 하고 했더니 좀 편안해지더라고요.

치료자: (환자가 작성한 기록지를 보며) 그래서 치료 전에 누웠을 때가 긴장감이 6이었는데 복식호흡 하고 나셔서는 3으로 떨어졌네요. 스트레스 상황에서 바로 복식호흡을 적용하셨던 것 정말 잘하신 거 같아요. 이게 바로 스트레스 관리죠. 또 초반이라 잘 안 될 수 있는데 안 된다고 바로 포기하지 않고 계속 시도하신 것도 잘하셨고요. (기록지에 적힌 다른 날짜를 가리키며) 또 다른 상황에서도 하신 것 같네요?

환자: 네. 지하철을 탔는데 방사선 치료받고 피곤한데 퇴근 시간이라 그런지 사람이 너무 많은 거예요. 다행히 앉아서 가긴 했는데 그래도 답답하고 숨이 탁 막히는 것 같았어요. 그래서 복식호흡 했어요.

치료자: (기록지에 환자가 적어온 내용을 읽으며) 그랬더니 답답함이 7점에서 4점으로 떨어지셨네요. 그러면서 졸리기도 하셨네요. 신체가 확실히 편해지고 이완됐다는 느낌이 드셨나요?

환자: 네. 근데 아직은 이게 원래 하던 게 아니니까 시간이 좀 걸리고 어색하기도 한데 하고 나면 편하고 좋은 것 같아요. 이것도 연습과 노력이 필요한 것 같아요.

치료자: 정말 좋은 경험 하신 것 같아요. 이렇게 적어오신 것처럼 굉장히 다양한 상황에서 적용해 볼 수 있고, 불편한 상황에서 적용을 바로바로 해보려고 하신 게 정말 잘하신 거 같아요. 물론 지금은 연습 초반이니까 아직 익숙해지진 않으셨겠지만 앞으로 꾸준히 연습하시면 더 빨리 이완되는 느낌을 느끼실 수 있을 거예요. (웃으면서) 잘하셨습니다.

【복식호흡 수행의 예】

복식호흡 전·후의 신체적 불편감을 적고, 그 점수를 0점에서 8점으로 평가해봅니다.

0	1	2	3	4	5	6	7	8
전혀 없음				중간 정도				매우 심각

월/일/요일	신체적 불편감	신체적 불편감 점수
	예) 심장 두근거림	연습 전: 6 연습 후: 3
6/29	잠이 안 함.	연습 전: 7 연습 후: 3
6/30	초조. 불안	연습 전: 7 연습 후: 3

2. 스트레스를 일으키는 생각 찾기(70분)

모든 것은 생각하는 대로 느끼는 법

1) 인지행동이론에 대한 소개(10분)

- 생각이 정서, 신체 및 행동에 미치는 영향을 간단히 설명하면서 지난 시간의 내용을 떠올리도록 한다.
- 인지행동치료를 간략하게 소개하고, 유방암 환자에 대한 인지행동치료의 경험적 효과를 이야기한다.
- 첫 회기에 소개했던 프로그램 오리엔테이션을 환자에게 다시 상기시키면서 본격적인 인지 재구조화에 앞서 '생각 바꾸기'의 중요성을 알린다.

2) 자동적 부정적 사고 찾기(20분)

- 자동적 사고란?
- 사례를 통해 자동적 사고를 찾는 연습을 한다. 모든 자동적 사고가 부정적인 것이 아니라 떠오른 생각중에 부정적인 자동적 사고가 있고, 이런 생각이 스트레스를 야기한다는 것을 이해하도록 한다.
- 지금 현재 경험하고 있는 스트레스나 3회기에 작성했던 '스트레스 원' 작성표를 통해 자신의 자동적 사고를 찾아본다(환자가 자동적 사고를 잘 찾지 못할 경우 이를 찾는 과정이 쉽지 않음을 알려주고 추가적인 탐색을 격려한다).
- 자신의 사례를 통해 스트레스 상황에서 자동적 부정적 생각이 감정, 신체반응 및 행동에 미치는 상호작용에 대해 이해할 수 있도록 한다.

3) 생각의 오류에 대한 소개(10분)

- 생각의 오류의 종류를 소개한다(워크북 122페이지). 이때, 지나치게 이론적이고, 공부

하는 느낌이 들지 않도록 구체적인 예를 들어서 설명한다.

4) 나의 생각의 오류 정의하기(30분)

– 위에서 작성한 '나의 자동적 사고'에 담긴 생각의 오류를 찾는다. 처음 하는 작업이기 때문에 환자가 잘 찾지 못할 수 있음을 염두에 두고, 만약 잘 찾지 못할 경우, 환자가 좌절하지 않도록 격려하며, 다른 구성원들이 자발적으로 피드백할 수 있도록 유도하여 함께 찾을 수 있도록 한다.

【자동적 사고와 생각의 오류 찾기의 예】

환자 1: (아이가 집에 올 시간이 넘었는데도 오지 않는 상황)
　　　저는 애가 안 오니까, 막 나쁜 장면이 상상이 됐어요. 애가 도로 가를 걸어가고 있는데 봉고차가 옆에 차를 대고 애를 납치해 가는 그게, 진짜 영화에서 본 것처럼, 그런 게 스쳤어요. 거기에는 부정적 결과 예상하기랑 지레짐작하기 오류가 있는 것 같고요. 나중에는 막 '애가 가다가 교통사고 나서 병원에 가 있는데 핸드폰이 없으니까 신원확인이 안 되나' 그런 나쁜 생각만 들었어요.
치료자: 네. 그때 당시에 얼마나 불안하셨을까요. 그런데 지금 돌이켜 보니, 그 당시 스친 많은 생각이 부정적 결과 예상 중에서도 파국적 예상에 속하네요. 그렇죠?
환자 1: 네.
치료자: 그리고 거기에 뭐가 있을까요?
환자 2: 지레짐작하기.
환자 1: 네. 그거랑 부정적 결과의 예상
치료자: 네. 맞습니다. 잘 찾으셨어요. 그리고 또 거기에는 흑백논리도 들어갈까요?
환자 2: 음…. 일찍 온 거 아니면?
치료자: 그렇죠. 조금 늦어지거나 지체될 수 있을 것 같아요. 근데 '정 시간 아니면 아예 늦는 거'라고 생각하고….
환자 1: 마치고 뭐 할 일이 없는데 왜 안 올까? (치료자: 그렇죠) 그거만 생각하는 거죠.
치료자: 중간에 뭔가 다른 일이 있을 거란 생각은 못 하고요.
환자 1: 그냥 간단한 사건 하난데도 오류가 이렇게 많네요.
치료자: 그러니까 이런 부정적인 감정들이 대부분 내 생각에 따라서 생긴 거죠. 상황 자체는 알고 보니 사실 아이는 열심히 공부하고 있었어요.^^
환자 1: 그러게요. 6교시 수업하고 있는 애를 가지고 나 혼자 엄한 상상을 다 한 거예요.
치료자: 아이를 봉고차 태웠다가…. 뉴스에도 내보냈다가….
환자 1: (웃으면서) 병원에도 보냈다가 혼자서…. 하하~^^

– 한 가지 생각에도 다양한 생각의 오류가 있을 수 있으며, 특히 자신이 자주 하는 생각의 오류가 있고, 그 종류에 따라 그 사람의 전반적인 성향이나 특성 역시 달라질 수 있음을 언급하고 넘어간다.

1. 상황		
둘째 아이가 놀이터에 가자고 졸라서 놀이터에 갔는데 그네를 유난히 좋아하는 아이. 너무나 거칠게 타는 모습을 바라보는 나!		

2. 감정		감정의 정도(0~100)
불안	⇨	50 점
초조	⇨	60 점
걱정	⇨	70 점
화가 남.	⇨	80 점

3. 신체증상 및 행동
- 손에 땀이 나고 안절부절 못함.
- 앉았다 일어났다 하며 그만 돌아가자고 소리침.
- 눈을 좀처럼 떼지 못하고 행동을 스스로 멈추도록 조마조마하게 지켜봄

4. 자동적 부정적 생각	믿는 정도 (0~100)	5. 생각의 오류	
그네에서 떨어지지는 않을까?	⇨ 90 점	부정적 결과의 예상	
밑을 쳐다보며 흙을 손에 힘이 빠지면 어떡하지	80 점	지레짐작 하기 · 흑백논리	과장하기 등
그네 줄이 꼬이거나 위로 넘어가지는 않을까?	⇨ 70 점	과장하기 · 불안	

3. 프로그램 마무리(20분)

- 소감듣기

- 복식호흡 연습하기

- 과제 제시 및 다음 회기 예고

▶ 과제 ◀

1. 스트레스 상황에서 자동적 사고와 생각의 오류 찾기

2. 복식호흡 연습하기

5회기.
스트레스를 만드는 생각 바꾸기: 생각의 오류 비켜!

★★ 목표

환자 스스로 질문을 통해 생각의 오류를 타당한 생각으로 바꿀 수 있다.

준비물: 화이트보드, 환자용 워크북, 슬라이드 PPT, 볼펜

🔎 진행과정

1. 프로그램 시작하기(20분)

안부 나누기 및 과제점검

- 일상생활에서 어떤 스트레스 상황을 경험했으며, 그때 어떤 자동적 사고를 나타냈는
  지 탐색한다. 더불어 지난 한 주 동안 본인이 경험한 스트레스에 대해 이야기한다. 이
  과정에서 치료자는 환자 스스로가 자신의 생각의 오류들을 찾도록 독려한다.

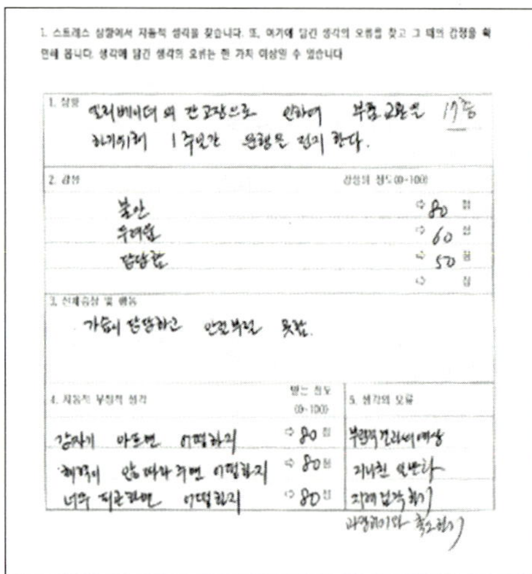 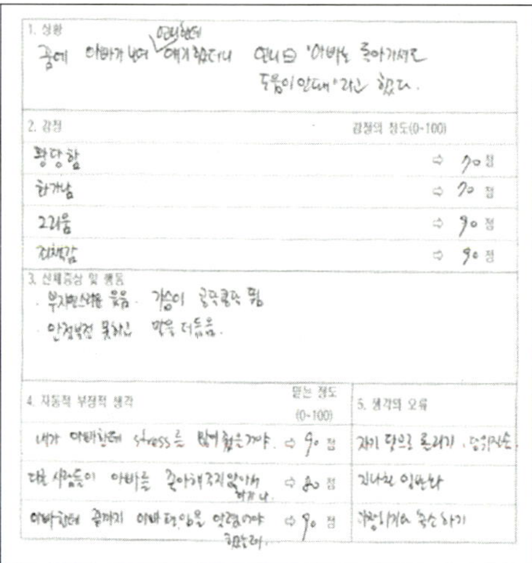

2. 생각 바꾸기(65분)

1) 타당한 생각의 특징

- 긍정적이면서도 현실적이다.

– 긍정적이지만 현실적이지 않은 예를 들면서 타당한 생각은 단순히 긍정적 환상과는 다르다는 것을 이해시킨다(예: 파산 직전인데 로또에 당첨될 거라고 생각하는 경우).

- 정말 그렇게 믿어진다.

– 타당한 생각이 스트레스를 감소시킬 만큼 충분한 효과를 내기 위해서는 정말 그렇게 믿어져야 하며, 따라서 단순한 자기 위로와는 다르다는 것을 이야기한다.

2) 생각 바꾸기의 필요성

– 감정은 실제 사실과 일치하지 않을 수 있으며, 사건 자체가 아니라 그 상황을 바라보는 나의 생각이 지나치게 부정적이거나 비현실적이기 때문에 오히려 문제가 될 수 있음을 이야기한다. 이때 구체적인 예를 들어 쉽게 설명한다.

3) 생각 바꾸기는 언제 할까?

  – 다음과 같은 상황에서 생각 바꾸기를 할 수 있음을 설명한다. 이는 6회기에서 대처양
    식을 구체적으로 구분하는 데 전초 작업이 된다.

  ① 문제 상황 자체를 바꿀 수 없을 때(예: 암에 걸린 것)

  ② 문제를 해결할 수 없을 때(예: 피곤하지만 지하철이 만원이라 앉을 자리가 없을 때)

  ③ 어떤 상황에서 건강하지 못한 감정을 느낄 때(예: 조금 꾸중을 들은 것을 가지고 지
    나치게 자기를 비하하며 우울증에 빠질 때)

4) 생각의 오류에 대해서 스스로 반박하기(40분)

  ■ 과제로 작성해온 사고 기록지를 보면서 자신에게 가장 스트레스가 되었던 상황을 선
    택하도록 한다. 그리고 그때 떠올랐던 생각들에 대해 다음과 같이 반박하는 질문을
    할 수 있음을 이야기한다. 이때 치료자는 환자가 보고한 구체적인 예를 가지고 반박
    질문을 하고, 환자가 이에 답해보도록 한다. 환자가 잘 대답하지 못한다면 이것에 대
    한 대안적인 생각들을 다른 집단원이 제안하도록 한다. 치료자는 주어진 피드백이 타
    당한 생각의 특성을 잘 반영하는지 확인하고 적절히 코멘트한다. 생각을 바꾼 후에
    그것이 얼마나 믿어지는지, 바꾸고 난 후의 감정은 어떤지 확인한다.

> 1. 이러한 생각을 지지하는 실제 증거는?
> 2. 이러한 생각이 항상, 언제나 진실인가?
> 3. 다른 가능한 해석은?
> 4. 당신의 친구가 당신과 같은 상황에 처했다면 어떻게 이야기하겠는가?
> 5. 이러한 생각이 당신의 행복이나 마음에 평화를 주는가?

[타당한 생각으로 바꾸기 위한 질문을 환자들에게 설명한 후, 환자가 작성한 사고기록지에 직접 적용해서 질문을 통해 생각을 바꾸는 연습을 한다.]

환자 1: (남편이 운전하는 차를 타고 가는 상황에서) '이러다 사고 날 것 같다.'
치료자: 사고 날 것 같다는 증거는 있나요?
환자 1: 없어요. 근데 느낌이 그런 거죠.
치료자: 혹시 남들이 남편분이 운전을 위험하게 한다고 하시나요?
환자 1: 아니에요. 결혼히고 십 년 넘었는데 과속으로 벌금 낸 적이 딱 한 번밖에 없었어요. 주차 위반도 걸린 적도 없고요.
치료자: 네, 그게 바로 실제적 증거예요. '생각 바꾸기'라는 것이 무조건 상황을 좋게 생각하자는 게 아니고요. 어떤 문제가 있을 때 그 상황을 객관적으로 바라보자는 거예요. 객관적인 것은 내가 봐도 그렇고 남들이 봐도 그렇다고 할 때 보통 객관적이라고 할 수 있죠. 내가 봐도 문제고 남이 봐도 문제라고 본다면 그건 내 생각이 어느 정도는 타당하다는 의미일 거예요. 예를 들어 남편의 운전 습관이 내가 보기에는 심각한데 남들이 보기에는 괜찮다고 한다면, 그건 오히려 내가 남편의 운전 습관에 대해서 조금 과도하게….
환자 1: 과잉 반응하는
치료자: 그렇죠. 부정적으로 보는 거죠. 그런데 남들이 보기에도 문제가 있다면 정말 남편의 운전습관은 고쳐야 할 부분이 있을지도 모르죠. 근데 지금은 남들이 볼 때 별로 문제가 없다고 하고, 실제로도 벌금이나 사고도 거의 없었고. 그렇다면 수치로만 보면 모범 운전자예요.
환자 1: 그렇네요. 이때까지 사고 난 적이 한 번도 없었거든요. 단순히 내가 상상으로 걱정하는 거니까. '그렇게 산만하게 하는데도 불구하고 사고 난 적 한 번도 없는 운전 실력이다' 이렇게 바꾸면 좋겠네요. 그리고 '내가 있을 땐 옆에서 그럴 때마다 앞에 보라고 이야기해 주면 되겠지.'
치료자: 그렇게 생각하니까 좀 편안해지시나요?
환자 1: 편안해지기도 하고, 내가 파국적으로 생각한다는 경향이 있다는 걸 깨달으니까 '이거는 너무 비약적인 상상이다'라는 생각이 들어요.
치료자: 그렇죠. 훌륭하신데요. (웃음) 근데 조금 전에 남편의 운전을 '산만하다'고 하셨네요?
환자 1: 네. 자꾸 딴 데 구경하고.
치료자: 지금 말씀하신 것처럼 사고도 한 번 난 적 없는 실력이고, 주변 평가도 운전을 위험하게 한다고 하지 않는데 그럼 '산만하다'보다는 다른 이름을 붙이는 게 좋지 않을까요? 어떤 이름을 붙이면 좋을까요?
환자 1: 산만하다…. (잘 찾지 못함)
치료자: 우리 ○○○ 씨(환자 2)가 다른 이름을 붙여주실까요? 긍정적인 이름을 지어주실 수 있을 것 같아요.
환자 2: 능력 있다. 운전도 하면서 경치도 보고. '능력이 되네. 우리 신랑. 운전도 하면서 옆도 보고.'
치료자: 네 좋아요~ 다른 분은 어떠세요?
환자 3: 시야가 넓다.
환자 1: 한 번에 여러 가지를 다 하네.
치료자: 네. 그러네요. 또 그걸 긍정적으로 보면 여유 있게 운전하시는 거죠.
환자 2: 맞아. 여유 없으면 앞만 보고 해.
치료자: 이렇게 운전하는 모습의 정의를 바꾸니까 어떠세요?
환자 1: 내가 너무 나쁜 쪽으로만 생각했던 것 같아요. '내가 앞을 보고 있으면 남편도 앞을 보고 있어야 한다' 이렇게. '운전할 땐 항상 앞만 봐야 된다' 이렇게.
치료자: 이제 그런 생각들을 바꾸니까 좀 마음이 편해지세요?
환자 1: 네. 다음에 그러면 그렇게까지 스트레스는 안 받을 거 같긴 해요. 막 긴장을 하게 되고 그러지는 않을 것 같아요. '앞도 보고, 뒤도 보고 다 보고 있겠지' 그렇게 생각을 할 수 있을 것 같아요.
치료자: 바로 그거예요. 나쁜 이름은 그 현상에 대해서 내가 정의를 내린 거잖아요. 이걸 어떻게 정의 내리느냐에 따라 현상이 달라질 수 있는 것 같아요.

1. 상황	그전에는 보모로 두고 직장을 다니다가 보모가 그만 둔시로

내가 직장 복직을 위해 시어머니께서 아이들 돌봐주고 싶다고 연락이 왔다.
난 싫은데 :

2. 감정	감정의 정도(0~100)
불안감	⇨ 90 점
짜증이 남	⇨ 85 점
위협 받는 느낌	⇨ 90 점
걱정	⇨ 90 점

3. 신체증상 및 행동

가슴이 두근 두근 거린다.
얼굴이 상기 된다.
아무 생각이 나지 않는다.
밥 맛이 없다

안절부절 한다.
친한 친구·언니한테 전화를 한다.
아이들한테 짜증을 부린다.
커피를 많이 마시게 된다.

4. 자동적 부정적 생각	믿는 정도 (0~100)	5. 생각의 오류
난 도와주신 다면서 아예 내가 모시는걸 아닐까?	⇨ 90 점	지레 짐작, 성급한 예견
내가 싫다고 거절하면 남편이 오해하진 않을까?	⇨ 90 점	지레짐작 : 생안경 끼고 보기
내가 싫다고 " 어머님 눈치 채시는건 아닐까	⇨ 90 점	지레짐작 : 성급한 예견
내가 직장을 아예 그만 둘까?	↓ 90 점	흑백 논리, 성급한 예견

6. 타당한 생각

아직 시간이 있고 어머니의 생각일뿐 오신게 아니고 별의 인좌는 사랑(보모)를 구하면
된다. 근거 남편과 아직 상의 하지 않았으니까 내가 힘들다고 말을 해서
잘 설득하면 되지. 직장 내가 너무 과한것으로 생각 하지내가 정이 힘들면 그때
생각 하면 돼.

7. 생각을 바꾼 후의 감정	감정의 정도(0~100)
위기감	⇨ 50 점
불안	⇨ 50 점
걱정	⇨ 50 점

3. 프로그램 마무리(15분)

– 복식호흡 및 소감 나누기

– 과제 제시 및 다음 회기 예고

1. 스트레스 상황에서 나의 생각의 오류를 찾아 타당한 생각으로 바꾸기

2. 복식호흡 연습하기

6회기.
대처기술 익히기 및 분노 조절하기: 나도 무기가 있다고!

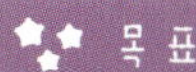 **목표**

자신의 스트레스 대처 방식을 확인하고, 상황에 맞는 효과적이고 건설적인 대처법을 선택하도록 한다.

준비물: 화이트보드, 환자용 워크북, 슬라이드 PPT, 볼펜

🔎 진행과정

1. 프로그램 시작(15분)

안부나누기 및 과제 점검

- 스트레스 상황에서 나타난 역기능적 자동적 사고를 타당한 생각으로 바꾸는 연습이 잘되었는지 확인하고 잘되지 않았다면 그 이유를 탐색해본다. 생각의 오류의 종류를 다시 한 번 간단히 설명하고 넘어간다.

2. 대처기술 익히기 및 분노 조절하기(75분)

1) 나의 대처 방식 이해하기(10분)

- 스트레스 상황에서 주로 어떤 대처방식을 사용해왔는지 주어진 목록(워크북 132페이지)에서 찾아보고, 서로 간단히 이야기하는 시간을 가진다.

2) 대처 방식에 대한 소개(30분)

- 대처의 종류와 그 내용을 이해하도록 한다. 이때 충분하고 적절한 사례를 들어 설명하고, 환자가 구분할 수 있도록 해야 한다.

	건설적 대처	비건설적 대처
문제 중심적 대처	문제해결 의사결정 갈등해소 정보 얻기 목표 정하기 조언 구하기	행동적 회피 인지적 회피
정서 중심적 대처	생각 바꾸기 정서 표현하기 이완훈련(복식호흡 등) 즐거운 활동하기	과소비 무력감 느끼기 위험한 행동하기 감정 억제하기

■ 나의 대처방식은?

- 워크북 136페이지의 그래프를 활용하여 그동안 나의 대처방식이 어디에 속했는지(건설적 or 비건설적 / 문제 중심적 or 정서 중심적) 조금 전에 목록을 통해 체크했었던 자신의 대처행동들을 위 기준에 맞게 구분하도록 한다. 처음이라 구분하는 것이 어려울 수 있으므로, 미리 각 대처양식에 해당하는 사례를 한 눈에 알아볼 수 있도록 표로 만들어서 제시한다.

- 나의 대처 방식을 구분하여 그래프에 적고 난 후 느낌을 표현하도록 한다. 이때 치료자는 환자가 지금까지 스트레스 상황에서 적절한 대처를 해왔는지(건설적 대처를 해야 하는데 문제 중심적 대처에만 매달려 있었다거나 혹은 반대는 아닌지) 스스로 느

끼도록 하며, 그렇지 못했다면 대처 방식 변화에 대한 필요성을 깨닫도록 돕는다.

[나의 대처방식을 유형에 따라 나누어서 원그래프에 적는 작업을 마친 후, 환자가 작성한 것을 보며]

치료자: 해 보니까 어떠셨어요? 우리 ○○○씨는 보니까 문제 중심적 대처는 거의 없고, 정서 중심적 대처를 많이 하시네요.

환자 1: 네. 그리게요. 근데 그동안은 문제 중심적 대처를 할 수 있다는 생각을 잘 못했던 것 같아요. 그러다 보니까 문제 중심적 대처를 했어야 더 빨리 스트레스가 해소됐을 것도 계속 정서 중심적 대처만 해왔던 것도 있는 것 같고. 반대로 정서 중심적 대처를 해야 하는데 '이 문제를 빨리 해결해야만 돼'라고 하면서 문제 중심적 대처를 하려고 했던 것도 있는 것 같아요.

치료자: 구체적으로 말씀해보시겠어요?

환자 1: 친정 엄마를 제가 모시고 사는데 엄마랑 저랑 잘 안 맞아요. 언니랑은 더 잘 맞거든요. 근데 언니는 엄마를 모시고 살 수 있는 처지는 안 돼요. 저희 엄마랑 조카들이랑은 잘 안 맞기도 하고 그래서 제가 이 문제로 스트레스가 좀 많았거든요. 그렇다고 혼자 사시라고 할 수도 없고. 그니까 결국에는 제가 모실 수밖에 없는 상황인데 저는 어떻게든 이걸 해결해 보려고 이런 방법, 저런 방법을 막 생각했던 것 같아요. 근데 뾰족한 수가 없으니까 계속 스트레스만 많이 받았던 것 같아요.

치료자: 정말 스트레스가 많았겠어요. 확실히 우리가 한 유형의 대처만 사용할 수 있다고 생각할 때보다 다른 유형의 대처법도 있다는 걸 알면 스트레스 관리가 더 쉬워질 것 같아요. 근데 이 문제는 우리가 문제 중심적 대처랑 정서 중심적 대처를 함께해볼 수도 있을 것 같다는 생각도 들거든요. 어떻게 해볼 수 있을까요?

환자 2: 언니가 모시는 건 어렵지만…. 한 달에 며칠 동안은 언니한테 가 계시라고 하면 안 되나요?

환자 1: 그것도 생각해 봤는데 엄마가 서운해 하실까봐 그렇게 말을 못하겠더라고요.

환자 3: 그걸 엄마한테 직접적으로 말하진 말고 언니랑 먼저 상의해보는 게 어때요? 언니가 엄마한테 주말에는 우리 집에 오셔서 놀다 가셔라 이렇게 얘기하면 괜찮을 것 같은데. 그 정도면 언니도 부담 없지 않을까요? 언니랑 엄마랑 안 맞는 것도 아니고.

환자 1: 아…, 그럴 수 있겠네요.

치료자: 좋은 방법이네요. ○○○씨가 모실 수밖에 없는 상황이면 우리가 지금까지 배운 다양한 정서 중심적 대처, 생각 바꾸기든 복식호흡하기든 아니면 즐거운 활동하기를 해서 어머니와의 관계에서 겪는 갈등을 해소할 수 있겠고 아니면 지금 피드백 주신 것처럼 언니분과 상의를 하셔서 '이러저러해서 힘들다'라고 상황을 '나 말하기'로 말씀하시면 문제 중심적 대처로 스트레스를 관리하는 거죠.

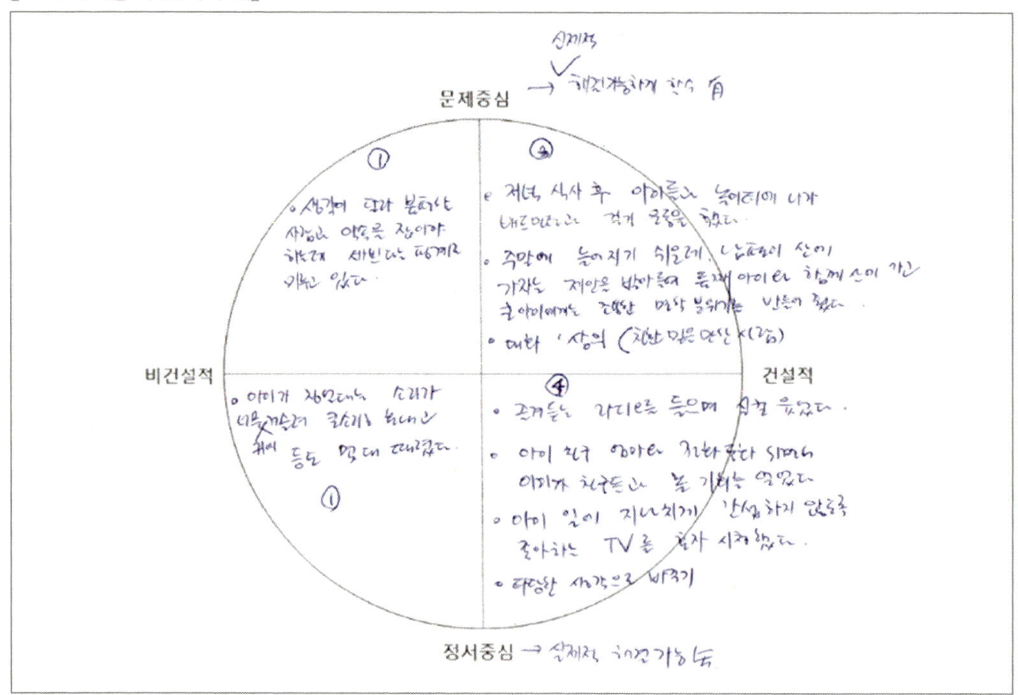

3) 효과적인 스트레스 관리 전략(5분)

워크북(137페이지)에 제시된 간단한 도식을 보면서 스트레스에 직면했을 때 효과적으로 대처하는 일련의 과정을 설명한다.

4) 분노 조절하기(30분)

- 암 진단 및 치료 과정에서 분노가 나타날 수 있는 것은 물론이고, 일상생활에서도 이러한 부정적 감정이 충분히 나타날 수 있음을 이야기하고 모든 감정은 그 나름의 기능이 있음을 설명한다. 따라서 분노를 단순히 없애는 것이 아니라 적절히 '조절'해야 하고 관리해야 할 필요가 있음을 이야기해 준다.

- 분노 조절의 단계와 각 단계에서의 구체적인 방법을 설명한다.

1단계	5초! 감정 누그러뜨리기(순간에 압도되지 않도록 각자에게 맞는 방법을 생각하도록 한다. 예: 눈을 잠시 감기, 심호흡 크게 하기, 숫자 세기 등)
2단계	현재 나의 감정이 무엇인가? 3회기 때 해봤던 감정 목록 만들기를 생각해 보면서 현재 나의 진짜 감정이 무엇인지(분노인지 아니면 다른 감정인지) 확인하도록 한다.
3단계	분노의 원인을 찾는다. 분노하게 된 상황, 대상에 대해 생각해보도록 한다. 또한 자신이 부당하게 대우받았는지, 분노를 느끼는 것이 '타당'한 것인지, 타당하다는 것이 혹 당위진술이 강하게 포함되어 있는 자신만의 기준 때문은 아닌지 생각해보도록 한다.
4단계	분노조절의 방법으로 '문제해결적 대처'를 쓸 것인지, '정서 중심적 대처'를 쓸 것인지 선택하도록 한다.
5단계	분노의 원인을 알거나 알지 못한다 하더라도 문제를 해결할 수 있다. / 분노의 원인을 알지 못하거나 안다 하더라도 문제를 해결할 수 없다.
6단계	문제 중심적 대처 / 정서 중심적 대처
7단계	각 대처 방법에 대한 문제해결 방법을 적어보고, 각 방법의 우선순위를 매겨보고, 스스로에게 가장 효과적인 방식을 선택한다.
8단계	우선순위대로 분노를 조절해본다.

– 대처 방법을 잘 찾지 못하는 환자의 경우, 치료자가 자연스럽게 타인의 피드백을 유도한다. 그리고 타인의 대처 방식 중 자신에게 맞는 것이 있는지 탐색하도록 도움으로써 가능한 대처 자원 목록을 늘리도록 한다.

【'분노 조절하기'의 예】

<table>
<tr><td colspan="2">1. 상황

아이가 약을 안 먹는다고 함.</td></tr>
</table>

2. 감정	감정의 정도 (0~100)
짜증남	⇨ 50 점
걱정	⇨ 60 점
화가남	⇨ 50 점

3. 행동	4. 신체반응
약 숙제를 들으려 않다 함. 내가 앉아서 하라고 포기시킴	머리가 아프고. 손발이 차가워짐.

5. 생각	6. 생각의 오류
제때에 약을 안 먹으면 잘 낫지 않는데 어쩌지?	지나친 일반화
며칠 밤 열 나고 아파 간호하기 때 나도 힘들고 아플까봐 걱정.	부정적 결과의 예상

7-1. 문제를 해결할 수 있다.

<예시>

가능한 방법들	사용 결과	우선순위
예) 대화하기	분노 감소	1
예) 그 사람과 만나지 않기	분노 감소, 대인관계 축소	5

가능한 방법들	사용 결과	우선순위
남편에게 도움청하기	분노 감소. 체력 회복.	1
약 먹고 긍정적 피드백 주기	분노감소. 불안감소.	2
나 말하기.		

3. 프로그램 마무리(15분)

– 복식호흡 및 소감 나누기

– 과제 제시 및 다음 회기 예고

1. 일주일간 생활하면서 문제 상황에서 건설적으로 대처해보기

2. 분노 조절 연습하기

3. 복식호흡 연습하기

4. 자신의 모습이 담긴 사진 중 가장 아끼는 사진 가져오기

7회기.
외모와 신체 변화에 대처하기: 나도 여자랍니다

암 치료 과정에서 겪는 외모 및 신체의 변화를 통해 잃었던 여성으로서의 자신감을 되찾는다.
준비물: 화이트보드, 환자용 워크북, 슬라이드 PPT, 볼펜

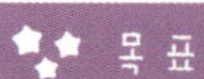 진행과정

1. 프로그램 시작(15분)

안부나누기 및 과제 점검

- 스트레스 상황에서 적절한 대처를 보인 경험을 찾아서 긍정적인 피드백을 준다. 만약
  적절한 대처에 실패한 경우, 다른 환자의 피드백을 유도하면서 이후에 비슷한 상황을
  겪게 되면 어떻게 대처할지에 대해 이야기를 나눈다.

환자: (자신이 감기 걸린 것을 남편이 한참 뒤에야 알아챈 상황)
　　　분명히 밥 먹고 내가 약 먹는 거를 봤을 텐데 이제야 '감기 걸렸어?' 이 소리를 하다니…. '어, 여태까지 몰랐다는 얘기네' 이 생각이 드는 거예요. 그 순간 섭섭하고, 감정이 이렇게 부글부글 끓어서 화도 나고 그랬어요. 그래서 막 예전처럼 뭐라고 하려다가 '5초!'가 생각이 나더라고요. 눈을 꼭 감고 5초는 진정이 안 되고, 한 10초 동안 누그러뜨리려고 했어요. 그러니까 '내가 말을 안 했으니까 모르겠지' 이렇게 생각이 들면서 피식 웃음이 나더라고요.
치료자: 네! 잘하셨네요. 예전에는 그런 상황에서 어떻게 하셨나요?
환자: 별일도 아닌 것 갖다가 혼자 삐치고, 화나서 말 안 하고 상대방 황당하게 꽁해 있겠죠. 아니면 막 쏘아붙이거나.
치료자: 그런데 화가 나는 그 순간 그 감정에 압도된 게 아니라 화를 누그러뜨려야겠다고 선택을 하신 거죠. 그게 바로 스트레스를 관리하신 거예요. 그리고 생각을 바꾸셨네요. 그렇게 해보니까 오히려 웃음이 나면서 화도 가라앉는 좋은 경험을 하신 것 같아요. 아주 잘하셨어요.

2. 외모 및 신체 변화에 대처하기(80분)

1) 나의 신체적 변화에 대해 느꼈던 감정들을 이야기하기(40분)

- 자신의 옛날 사진을 다른 사람들에게 소개하는 시간을 가진다. 이때 치료자는 환자가 예전 자신의 모습을 어떻게 느끼는지, 사진 속 나와 지금의 내 모습이 어떤 차이가 있는지를 이야기하도록 한다. 이 작업은 본 회기의 주제인 '외모 및 신체 변화에 대처하기'에 자연스럽고 깊이 있게 접근을 할 수 있는 분위기를 제공할 것이다.

- 치료자는 유방암 환자들이 신체변화 때문에 겪는 공통적인 어려움을 간략히 소개하면서 환자의 어려움(여성으로서의 자신감 상실 등)에 공감해 준다.

- 여러 가지 신체 변화(가슴 절제, 머리 빠짐, 눈썹 빠짐, 손톱 색깔 변화 등) 각각의 스트레스 정도를 평정하게 하고 돌아가면서 이야기하도록 한다(워크북 147페이지). 이 과정에서 환자들끼리 자발적인 피드백을 주고받을 수 있도록 하며, 생각의 오류가 있다면 이에 대해 이야기하면서 타당한 생각으로 바꿔본다.

☑ **확인해 봅시다!**

각 문항을 읽고, 각각에 대해 여러분이 <u>현재 스트레스 받는 정도</u>를 V표 해보십시오.

	없음		중간		매우 심함
1. 탈모(민머리, 눈썹, 음모 등)	1	2	3	④	5
2. 수술 흉터	1	2	③	4	5
3. 절제수술로 모양이 바뀐 가슴	1	2	③	4	5
4. 피부와 손톱 색의 변화	1	2	3	④	5
5. 가발 쓴 모습	1	2	3	④	5
6. 항암 및 방사선 치료로 인한 붓기	1	2	③	4	5
7. 치료 과정에서의 체형의 변화(체중 증가나 감소)	1	2	3	④	5
8. 기타: ______________________	1	2	3	4	5

2) 신체 변화로 인한 두려움과 회피를 극복하기(4분)

■ 점진적 노출 및 상상 이완

– 점진적 노출의 원리 설명

– 점진적 노출의 목표 설명: 여성으로서의 자신감 회복

– 신체 변화로 인해 회피하게 되는 상황을 구체적으로 적고, 불안 순위를 매겨보도록 한다. 예시를 보여주면서 환자가 보다 쉽게 작업할 수 있도록 돕는다.

– 상상이완을 통해 과제 도전 전에 불안을 경감시킬 수 있음을 설명하고, 연습한다.

> **Tip!**
>
> 가장 불안 순위가 낮은 상황에 대해서 실제 노출 전 불안과 걱정을 미리 탐색해 보고 타당한 생각으로 바꾸는 작업을 한다. 이때 불안 순위와 상관없이 환자가 그 상황을 해결할 필요성을 느끼는지가 중요하다. 만약 환자가 해결하고 싶어 하지 않거나 아직 준비가 되어 있지 않다면 강요해서는 안 된다. 다른 환자의 피드백을 유도하면서 생각 바꾸기 외에 다른 문제 중심적 대처법이 있는지도 탐색한다.

치료자: 자, 지금 가족들과 야외수영장에 가는 상황을 적으셨네요. 먼저 그 상황에서 어떤 감정이 들 것 같은지 말씀해 보시겠어요?

환자 1: 불안 90점, 창피함 85점이요.

치료자: 네. 불안하고 창피할 것 같고…. 신체증상은요?

환자 1: 가슴이 뛰고, 얼굴이 빨개지고.

치료자: 네. 잘 적으셨어요. 행동은 어떨 거 같으세요?

환자 1: 괜히 주위를 살핀다. 머리를 자꾸 만지고, 안절부절못할 것 같아요.

치료자: 불안하고 창피하니까 신체가 예민해지고, 행동도 평소랑 달라지죠. 그때 어떤 생각이 들 것 같으세요? 생각의 오류도 함께 적으셨는데 같이 말씀해보시겠어요?

환자 1: 사람들이 내가 가발이라는 걸 알면 어떡하지? 알아챌 것 같아. 지레짐작이랑 독심술. 가발이 벗겨지거나 물에 젖어서 망가지면 어떡하지? 부정적 결과의 예상이요.

치료자: 네. 잘하셨어요. 타당한 생각으로 바꿔보셨어요?

환자 1: 사람들이 나만 쳐다보는 것도 아닌데 뭐. 또 알아차린다고 해도 어차피 한 번 보고 안 볼 사람들이니까 괜찮아. 나는 험하게 놀지 않으니까 가발 벗겨질 가능성은 거의 없어.

치료자: 네. 그동안 회기 내에서 얘기했을 때, 우리 환자 1님에게 머리카락이 굉장히 중요한 문제였고, 어떻게 보면 포기할 수 없는 문제 중의 하나였는데 일단 용기를 내서 그 상황에 가보겠다고 하신 것 자체가 대단하신 것 같아요. 이렇게 생각을 바꿔보시니까 어떠세요?

환자 1: 저는 진짜 머리카락이랑 가발 이런 데 정말 예민하거든요. 그래서 예전에는 머리가 날 때까지 조금만 참자. 내년에 가야지 뭐. 이렇게만 생각했었거든요. 근데 이렇게 적어보고 나니까 제가 너무 남의 시선을 의식하면서 지레 겁을 먹었던 것 같아요. 다들 즐겁게 놀려고 온 거니까 제 머리가 그렇게 큰 관심거리가 될 것 같지도 않아요. 처음에 예상했던 것보다 덜 불안하고, 아예 아무렇지 않은 건 아니겠지만 남편하고 애들이랑 가면 같이 갈 수 있을 것 같아요.

치료자: 네. 잘 하셨어요. 우리가 사실 실제 상황보다 더 부정적으로 그 상황을 보고 지레 겁먹는 일이 정말 많은 것 같아요. 그리고 지금 생각 바꾸기도 잘 하셨는데 사실 이 상황에서는 문제 중심적 대처도 할 수 있을 것 같아요.
　　　어떤 방법이 있을까요? (환자 2에게) 좋은 방법 좀 알려주시겠어요?

환자 2: 챙이 큰 모자를 가져가면 가볍게 쓸 수 있지 않을까요?

치료자: 네. 그것도 좋은 방법이네요. 또 어떤 게 있을까요?

환자 3: 만약을 대비해서 가발을 하나 더 챙겨 가면 좀 덜 불안할 것 같아요.

환자 1: 그렇겠죠. 아무래도 아예 안 젖는 건 힘드니까 만약에 젖더라도 좀 안심이 될 것 같아요.

치료자: 네. 이렇게 우리가 두 가지 유형의 대처를 다 생각해 놓는다면 그 상황에서 덜 불안하게 되고, 그러니까 유연하게 대처를 할 수 있을 것 같아요. 그렇죠?
　　　근데 이렇게 생각 바꾸기만 하고 끝내기보다 사실 노출하기 전에 준비가 안 된 상태에서 노출을 하면 당황스럽고 그럴 수 있거든요.

환자 1: 그럴 것 같아요.

치료자: 그래서 우리가 상상이완을 하는데요. 운동선수들도 실전 경기하기 전에 상상 트레이닝이라고 해서 그 상황을 떠올리면서 활을 백 번, 천 번 쏜다고 해요. 이런 식으로 여러분도 내가 맞닥뜨릴 상황을 하나씩 떠올리면서 어떨지 상상을 한번 해보는 거예요. 그러면 불안해지기도 하고, 불쾌해지기도 하면서 가슴이 뛰거나 근육이 긴장될 수 있겠죠. 그러면 그런 신체 증상은 복식호흡을 통해서 이완시켜주고, 그런 상황에서 어떻게 대처하실지 생각 바꾸기를 통해서 했었던 타당한 생각을 계속 반복하시면서 이미지 트레이닝을 하는 거예요. 이렇게 하면서 불안을 미리 낮춰주면 그 상황에 실제 들어갔을 때는 보다 자연스럽게 행동하실 수 있는 거죠.

 **신체 변화로 인한 두려움과 회피를 극복하기: 점진적 노출 훈련**

먼저, 아래 칸에 유방암 치료 과정에서 나타난 신체의 변화 때문에 다른 사람이 의식되거나, 신경이 쓰이고 불편하게 느껴져서 피하게 되는 상황들을 적어봅시다. 그런 다음 가장 불편하고 불안하게 느껴지는 상황 순으로 순위를 매겨봅니다.

상황	순위
수영장 가기 → 샤워할때 머리를 감기 웃친다	⑤
화장 하기 → 피부색이 않아 착착해서 시간 맞추기 힘들다	①
배가 올때 → 배가 올때 머리 모양이 변한다. 눈썹에 간다	③
빡스일 → 가렵고 빠는수가 많다.	④
운동히·운동했을때 → 땀이나고 모자를 벗으면 모양이 이상하다	②

3. 프로그램 마무리(15분)

- 복식 호흡 및 소감 나누기

- 과제 제시 및 다음 회기 예고

▶ **과제** ◀

1. 점진적 노출 훈련: 가장 낮은 순위의 상황에 노출해보기

2. 외모 및 신체 변화에 대한 스트레스에 적절히 대처하기

3. 복식호흡 연습하기

8회기.
가족 및 대인관계 변화에 대처하기: 그댄 내게 행복을 주는 사람

가족 및 대인관계에서 보다 적극적으로 자신의 생각과 감정을 표현할 수 있다.

준비물: 화이트보드, 환자용 워크북, 슬라이드 PPT, 볼펜

🔍 진행과정

1. 프로그램 시작하기(15분)

안부 나누기 및 과제 점검

– 지난 회기 과제와 관련해서 변화가 있었는지, 과제 수행 시 어려움은 없었는지 이야
기 한다.

[절제한 가슴을 남편에게 보여주고 이에 대해 얘기하는 것이 과제였던 환자]

환자 1: 얘기했어요.

치료자: 하셨어요?

환자 1: 네. 어려웠는데 얘기는 했어요. 제가 '암 걸렸을 때랑 지금이랑 가슴이 변했는데, 살도 많이 찌고 아직까지 내가 여자로 느껴져?'라고 했거든요. 그랬더니 여자로 느껴진다고, 자기가 대하는 거 보면 모르겠냐고 이렇게 얘기하더라고요. 남편이 원래 말로는 안 해도 행동으로는 애정표현을 잘하거든요. 그래서 그게 서노 계속 십 년 이상을 그런 식으로 애정표현을 받아 왔기 때문에 그냥 '이 사람이 나한테 저렇게 느끼는구나'라고 생각만 해왔거든요. 근데 이번에 '내가 아직도 여자로 느껴지냐'라고 말을 조심스럽게 꺼냈는데 '너는 언제나 나한테 여자다'라고 얘기를 하더라고요. 행동으로는 느끼고 있던 거지만 말로 들으니까 더 나를 사랑하고 있는 확신이 드는 것 같더라고요.

환자 2: 부럽습니다.

치료쟈: 그러게요. 우리 ○○○씨가 이렇게 말하는 게 쉽지는 않았을 거 같아요. 그렇죠?

환자 1: 네. 쉽진 않았는데요.

환자 2: 근데. 그렇게 해야 해. 미루면 미룰수록 하기 더 어려워져.

치료쟈: 맞아요. 또 하고 나니까 어떠셨어요?

환자 1: 어, 이것도 괜찮네. 이런 생각도 들고. '어, 무뚝뚝한 사람이 이런 얘기도 하네.'

치료쟈: 그러니까 자신감도 좀 생기셨나요?

환자 1: 그런 건 좀 있어요.

치료쟈: 그렇죠. 그거예요. 바로.

환자 1: 우리 두 사람이 멀어지고 이런 건 아니었는데도 내가 내 입으로 한 번 얘기했을 때 이 사람 입에서 그런 얘기가 나오니까 기분은 좋아져요.

치료쟈: 그런 것들이 나에게 자신감을 갖게 하고 (환자 2: 그렇지) 결국은 내가 사회에 나갔을 때도 자신감을 갖게 한다는 거죠.

【신체변화에 대한 스트레스에 대처하기의 예】

1. 상황
오늘 날씨가 습하고 비가 와서 머리모양이 예쁘지 않았을 때

2. 감정	감정의 정도 (0~100)
짜증난다.	⇨ 80 점
밖에 나가기 싫다.	⇨ 85 점
우울하다	⇨ 75 점

3. 행동	4. 신체반응
자꾸 머리만 신경 써서 머리가 아프다. 가족들에게 짜증을 낸다. 주변을 살핀다 소극적 행동을 한다.	거울을 보게 된다. 두면을 신경쓴다 머리를 자꾸 만진다.

5. 생각	6. 생각의 오류
사람들이 내 머리가 가발이라고 알아 채면/어떡하지?	지레짐작. 부정적 결과 예상
내 머리 모양이 이상하다고 사람들이 쳐다 보면 , ?	" . "
사람들이 내 외모만 보면 어떡하지?	" . "

가능한 방법들	사용 결과	우선순위
사람들이 물어보면 부럽에서 안다 한다.	⌐ 마음이 편하다 ⟨감정조절⟩	1
가발을 하나 더 구비 한다.	?	3
사람들은 관심이 (머리) 같이 없을 거라 ⟨합리⟩	착각	2

2. 가족 및 대인관계 변화에 대처하기(80분)

1) 암 치료 후 변화된 대인관계에서 느끼는 감정에 대해 이야기하기(30분)

- 사례를 들어, 암환자들이 흔히 경험하는 대인관계 변화를 제시한다. 이 과정을 통해 환자가 자발적으로 자신의 상황을 이야기할 수 있도록 한다.

- 자신의 사례를 통해 암 치료 때문에 변화된 대인관계(환자에게 가장 중요한 대인관계를 기준으로 한다)에서 느꼈던 감정(서러움, 부끄러움 등)에 대해 솔직하게 이야기하고 환자들끼리 자발적인 피드백을 주고받을 수 있도록 한다.

- 이러한 상황에서 생각, 정서, 행동 및 신체반응이 어떻게 상호작용하여 부정적인 결과를 낳는지 이해한다.

- 치료자는 환자의 이야기를 듣고, 자동적 사고와 이에 담긴 생각의 오류가 있으면 이를 언급하고 타당한 생각으로 수정할 수 있도록 도우며, 문제 중심적 대처를 할 수 있는 상황이라면 새로운 대처 방식에 대해서도 탐색할 수 있도록 한다.

2) 나의 지지자원 찾기(20분)

- 나의 지지망 확인하기(워크북 155페이지)

- 나에게 스트레스를 주는 사람뿐만 아니라 '실제적(practical)', '경제적', '정서적' 지지를 주는 사람은 누구인지 각 범주에 맞게 직접 찾아서 이름을 써보고, 몇 명이나 되는지 확인하도록 한다. 이 작업을 통해 실제로는 자신들이 여러 측면에서 다양한 지지를 받고 있음을 확인할 수 있도록 한다. 만약 지지자원이 매우 결핍된 환자가 있다면 현재 집단원과의 관계를 통해서 자원을 확보할 수 있음을 코멘트한다.

<나의 대인관계 모습: 지지자원 찾기>

☹ 나에게 스트레스를 주는 사람들	나의 지지자원		
	물질적	실제적	정서적
직장 상사	장O례 (엄마) (박O희 유O나 한O란 황O희 임O경 Cathy 김O희 이O순 (박O의 (박O리 정O숙 (사촌언니) 이O	장O례 (엄마) (박O희 황O희 (박O숙 이O자	(박O희 / 유O나 한O란 황O희 장O례 (엄마, (박O의 최O숙 유O숙 차O은 (박O리 김O은 } (큰 김O연 } 딸 혜O 혜O 이O형 박O숙 이O자
합계	명	명	명 건O리
총합	명		Cathy 이O순

3) 대화법 연습: 역할연기(30분)

- 최근에 있었던 대인관계 갈등을 다른 환자(혹은 치료자)와 재현한 후, 환자의 의사소통 방식에 대한 느낌이 어떠했는지 상대방의 피드백을 듣는다. 이를 통해 자연스럽게 현재의 의사소통 방식을 개선할 필요가 있음을 알게 하고, 타인으로부터 긍정적인 반응을 유도하기 위해 자신의 역할 역시 중요함을 느끼게 한다.
- '나 말하기' 복습
- '나 말하기'를 통해 동일한 상황을 다른 방식으로 재연한 후, 상대방의 달라진 피드백을 확인하도록 한다. '나 말하기' 후의 전체적인 느낌을 표현하게 한다.

3. 프로그램 마무리(15분)

- 복식 호흡 및 소감 나누기

- 과제 제시 및 다음 회기 예고

1. '나 말하기' 실천해보기

2. 대인관계 스트레스에 적절히 대처하기

3. 복식호흡 연습하기

9회기.
잠재적인 두려움에 대처하기: 재발 및 전이에 대한 두려움 이기기

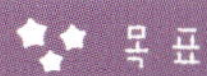

재발 및 전이에 대한 두려움에 대해 대처하기
준비물: 화이트보드, 환자용 워크북, 슬라이드 PPT, 볼펜, 카드 메모지

🔎 진행과정

1. 프로그램 시작(15분)

안부 나누기 및 과제점검

- 지난 회기 과제와 관련해서 대인관계 변화가 있었는지 이야기하도록 한다. 실생활에
서 '나 말하기' 과제 연습이 잘되었는지, 어려움은 없었는지 확인한다. 몇몇 환자의 사
례를 가지고 의사소통 패턴을 바꿔보는 연습을 한다.

[암 진단 후, 주변 사람들과 연락을 하지 않았던 환자]

환자 1: 시간이 또 지나면 용기가 안 날 것 같아서 프로그램 끝나고 가면서 전화를 했어요.'할까 말까? 집에 가서 해야지' 이러면 다른 집안일 하고 뭐 하다가 또 잊어버릴 거 같아서. 근데 사실 제가 몇 번 이 사람 문자나 전화 안 받았거든요. 그래서 전화하기 전에는 내 소식을 들었다는 걸 알고는 있지만 내가 전화했을 때 옛날처럼 그렇게 잘 받아줄지 솔직히 걱정되더라고요. 자기 딴에는 걱정돼서 전화했는데 내가 전화를 계속 안 받았잖아요. 계속. 또, '혹시 전화번호가 바뀌었으면 어떡하나' 뭐 이런 생각도 많이 들더라고요.

치료자: 그런 생각들이 드는데도 용기를 내서 전화 통화를 시도하신 거죠?

환자 1: 네. 신호가 딱 가는 순간 '아, 전화번호는 안 바뀌었구나.'

치료자: 확인을 하신 거죠?

환자 1: 하기 전에는 '전화를 받을까?' '안 받으면 어떡하지?' '바쁜가?' 뭐 이런 생각이 들더라고요. 근데 한참 신호가 가더니 받았어요. 옛날처럼 아무 일 없었던 것처럼 그렇게 통화가 되더라고요. 통화하면서 다른 얘기는 안 하고 이런 저런 얘기하고 농담도 하고. 그냥 마음이 짠하면서 편안해지기도 하고. '이 사람한테 전화 계속해야지'라는 생각도 들고. '너 암 걸렸다며? 수술은 잘 됐다며?' 이런 걸 안 물어봐 줘서 고마웠어요. 나중에 얼굴 보면 얘기가 나오긴 하겠지만 일단은 어렵게 한 전환데 안 물어봐 줘서 마음이 더 편했던 거 같아요. 아무튼 전화 걸기까지는 힘들었고, 걸면서도 막 불안했는데 통화가 끝나고 나서는 진짜 마음이 편했어요. '나한테 이런 친구가 있구나' 이런 생각도 들고 좋았어요.

치료자: 와, 너무 잘 하셨네요. (모두 박수). 그래서 이 상황을 적으셨군요. 연락하지 못한 사람에게 연락을 한 거. (적어온 과제를 보면서) '반가워하지 않으면 어떡하지?' 60점. '내 전화를 귀찮아 하면 어떡하지?' 70점. 이런 생각을 하셨고, 여기에 담긴 오류는 지레짐작이라고 적으셨네요. 그렇죠? 그리고 '내 전화를 귀찮아하면 어떡하지? 그 사람이 반가워하지 않을지도 몰라.' 그 사람의 마음을? 어떻게 하는 거죠? 이걸 뭐라고 부르죠? 생각의 오류 중에?

환자 2: 갑자기 멍해지네.

환자 1: 이걸 찾기가 진짜 어려워요…. 독심술?

치료자: 네. 잘 찾으셨어요. 그래서 이 생각에 대한 반박을 해 나가는 과정이 타당한 생각을 찾는 거잖아요? '반가워하지 않으면 어쩌지?' 내 전화를 귀찮아하면 어쩌지? 이런 것들에 대해서 반박도 해오셨는데 우리가 반박할 때 하는 질문들이 있었죠? 자, '할 말이 없으면 어쩌지?' 이 생각을 지지하는 실제적인 증거가 있나요?

환자 2: 없죠. 증거는 없죠.

치료자: '할 말이 없다.' 이 생각이 항상 진실인가요?

환자 1: 아니죠.

치료자: 다른 가능한 해석은?

환자 1: 여태까지 살아온 얘기 하면 되죠.

치료자: 잘 하셨어요. 그리고 오히려 상대방이 이야기를 더 주도할 수도 있을 거예요. 그렇죠? 또, '친구가 비슷한 상황에 처하면 뭐라고 얘기해주시겠어요?' (환자 2 씨에게) 만약에 아드님이 이런 걸로 고민을 한단 말이에요. '어, 전화 했는데 할 말 없으면 어떡하지? 내 전화 안 받으면 어떡하지? 내 전화 귀찮아하면 어떡해?' 이렇게 고민하는 아들이 있다면 뭐라고 얘기할 거 같으세요?

환자 2: 난 해보라고 할 거 같아요.

치료자: 그렇죠.

환자 2: 안 하고 그렇게 생각하지 말고 그 생각이 맞는지 한번 해 봐.

2. 암과 함께 살아가기(75분)

1) 재발 및 전이와 관련된 걱정, 두려움에 대해 이야기하기(40분)

■ '만약 재발된다면? 혹은 전이된다면?', '무엇이 두려운가?'와 같은 물음에 환자 스스 로 답해봄으로써 재발 및 전이와 관련된 환자의 두려움을 구체적으로 확인하고 관련 감정을 충분히 발산할 수 있도록 한다.

– 치료자는 환자가 이러한 두려움에 대해 충분히 이야기할 수 있도록 지지하며, 다른 집 단원들의 공감적 피드백을 이끌어낸다.

Tip!

이 부분에서는 환자의 두려움과 불안을 충분히 수용해 주고, 이러한 어려움에도 이를 해결할 수 있는 자원이 환자에게 있다는 것을 긍정적인 피드백을 통해 전달 한다. 실제 유방암 환자들이 가지는 재발 및 전이 불안은 그 특성이 공황장애나 다 른 불안장애에서 나타나는 것과는 달리 더 '현실적'이기 때문에 섣불리 반박과정 ('이러한 믿음을 지지할 실제 근거가 있는가?')과 같은 인지재구조화를 통해 수정

하려고 하기보다는 신체증상의 지각으로 인해 재발과 관련된 파국적 생각들이 떠 오를 때 합리적인 증상 평가 기준(증상 심각성, 빈도, 유지기간)을 통해 문제 중심 적 대처(예: 병원 가기)나 정서 중심적 대처(예: 생각 바꾸기, 복식호흡)와 같이 여러 대처 방식을 스스로 선택할 수 있고, 이를 통해 스스로 통제할 수 있는 부분이 있 다는 것을 깨닫게 하는 것이 중요하다.

【재발·전이에 대한 두려움에 대한 치료적 접근의 예】

치료자: 재발된다면, 전이된다면 뭐가 두려우세요?
환자 1: 항암을 다시 해야 된다는 게. 다른 건 다 참을 수 있겠는데. 정말 수술은 100번이라도 할 수 있을 것 같은데 항암은 너무 힘들었어요. 다시 항암 해야 한다고 하면 그냥 포기하고 싶어요.
치료자: (환자 2에게) 어떻게 생각하세요?
환자 2: 진짜 공감이 돼요. 정말 안 해 본 사람은 모를 거예요. 처음이야 뭣 모르고 했지만 두 번째는 못할 것 같아요.
치료자: 다들 그냥 포기해 버리고 싶을 정도로 항암 치료 과정이 힘드셨던 것 같아요. 그런데 보면 그 과정 다 이겨내신 거잖아요. 다들 생각하시는 게 재발이나 전이가 됐을 때 항암을 다시 한다면 그게 첫 번째 했던 것만큼 똑같이 힘들 거라고 생각하시는 거죠. 근데 두 번째는 처음 하는 것보다 수월하게 넘어갈 수도 있는 거죠. 또 재발·전이에 대한 막연한 불안을 자세히 살펴보면 거기에는 '재발·전이는 곧 죽음'이라는 등식이 성립하는 것 같아요. 그러니까 더 불안해지는 거죠.
환자 1: 그렇죠. 아무래도 그렇게 생각하게 되죠.
치료자: 우리가 재발·전이에 대한 두려움을 완전히 없앨 수 있을까요?
환자 2: 없앨 수 없죠. 그래서 더 힘든 거 같아요. 내가 어떻게 할 수 없으니까….
치료자: 물론 말씀하신 것처럼 재발·전이에 대한 불안을 완벽하게 막을 방법은 없어요. 그런데 우리가 재발·전이에 대한 불안이 하나도 없다면 어떻게 될까요?
환자들: ……
치료자: 어쩌면 우리 몸을 관리하고, 스트레스에 대처하고 이러는 데 소홀해질 수 있을 것 같아요. 그래서 간혹 보면 방사선 마치면 치료가 다 끝났다고 생각하고 평소 생활하시던 대로 생활을 하세요. 재발이나 전이에 대해서 생각하지 않으신 분들이 오히려 치료 후 2~3년 만에 재발하는 사례도 볼 수 있는 것 같아요.
환자 1: 그러네요. 관리를 안 하게 되니까.
치료자: 앞으로 통증이나 어떤 신체변화가 느껴진다면 재발·전이에 대한 불안이 생길 수 있어요. 그럴 때 우리가 아무 것도 할 수 없는 게 아니라 그 증상을 현실적으로 평가해 볼 수 있다는 거죠. 증상을 평가할 때 기준이 세 가지가 있는데, 첫 번째는 심각성이에요. 예를 들어, 수술한 부위에 통증이 있다면 그 통증을 0에서 10점으로 평가했을 때 얼마나 심각하냐는 거죠. 그다음 기준은 빈도예요. 하루에 몇 번이나 아픈지 평가해 보는 거죠. 마지막이 유지기간이에요. 한 번 아플 때 통증이 얼마나 지속되는지, 며칠이나 지속되는지 등을 파악했을 때 모든 기준에서 1~2점 밖에 되지 않는다고 하면 '재발됐네' 혹은 '전이됐구나'라는 생각이 파국적 예상이 되는 거고 그러면 생각을 바꾸시면 되겠죠. 정서 중심적 대처를 해볼 수 있다는 거예요. 그런데 어떤 기준에서건 점수가 7~8점으로 높다고 한다면 그때는 단순히 생각을 바꾸는 게 아니라 병원에 가야겠죠. 그때는 무엇보다 문제 중심적인 대처가 먼저겠지요.

2) 재발 및 전이의 증상 및 관리(15분)

- 유방암의 재발 및 전이의 증상과 이에 대한 관리방법을 적절한 reference를 들어 설명한다.
- 재발 및 전이를 완벽하게 막을 수는 없으며, 이에 대한 불안이 전혀 존재하지 않는 것 역시 관리 소홀로 이어질 수 있기 때문에 바람직하지 않을 수 있음을 이야기한다.

3) 동영상 시청(20분)

- 재발 혹은 전이를 이겨내고 완치된 사례나 재발로 아직 몸에 암이 있지만 잘 기능하고 있는 사례를 통해 재발, 전이를 경험한 암환자가 어떻게 그 과정을 극복했는지 살펴본다.
- 동영상 시청 후, 소감을 나눈다.

4) 재발 및 전이의 두려움과 함께 살아가기: 자기충족적 예언(20분)

- 재발 및 전이에 대한 두려움을 다루기 위한 방법으로 자기충족적 예언을 소개한다. 이때 자기 충족적 예언의 효과에 대한 과학적 실험을 알기 쉽게 소개할 수 있으며, 자기충족적 예언이 그러한 효과를 내는 기제(원하는 바를 이루는 행동을 하게끔 한다)를 설명한다.
- 각자 재발 및 전이 불안을 이기기 위한 자신만의 자기충족적 예언 카드를 작성한다.
- 작성한 자기충족적 예언을 다른 사람들 앞에서 소개하도록 하고, 치료자는 다른 집단원들의 긍정적인 피드백을 유도한다.
- 다음 시간까지 환자가 작성한 자기충족적 예언카드를 코팅해서 나눠주고, 화장대나 화장실 등 매일 볼 수 있는 장소에 붙이고 읽도록 한다.

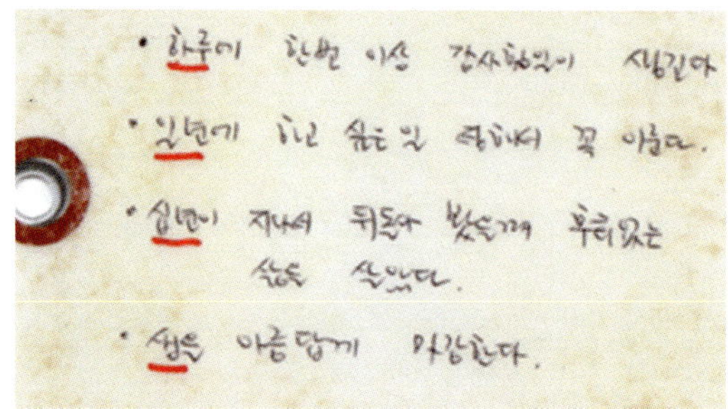

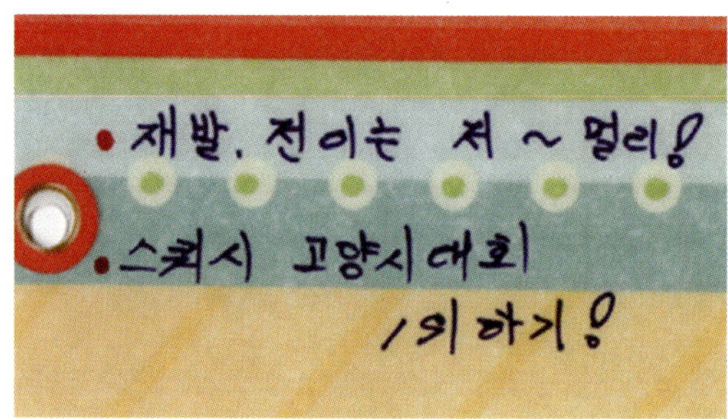

3. 프로그램 마무리(15분)

– 복식 호흡 및 소감 나누기

– 과제 제시 및 다음 회기 예고

> ▶ 과제 ◀
>
> 1. 하루에 3번씩 자기 충족적 예언 카드 읽기
>
> 2. 재발 및 전이에 대한 스트레스에 적절히 대처하기
>
> 3. 복식호흡 연습하기

10회기.
변화 유지하기: 좋아! 이대로만 가는 거야!

 **목 표**

프로그램을 통한 자신의 변화에 대해 인식하고, 변화를 유지하기 위한 방법들을 모색한다.
준비물: 화이트보드, 환자용 워크북, PPT, 볼펜, 프로그램 소감 설문지, 사후평가지

🔍 진행과정

1. 프로그램 시작하기(15분)

안부 나누기 및 과제 점검하기

- 지난 회기 과제와 관련해서 한 주간의 변화가 있었는지 이야기하도록 한다.

1. 상황

만들러 모임에서 재발·전이에 대한 강의를 듣는 상황

2. 감정	감정의 정도 (0~100)
초조	⇨ 50 점
불안	⇨ 50 점
걱정	⇨ 70 점

3. 행동	4. 신체반응
당황스런거 거동	가슴이 뛰고, 손이 차가워짐

5. 생각	6. 생각의 오류
재발은 반대로 가슴으로 잘 되던데 더 쿡시나 그러면 어쩌지?	지레짐작
방사선 치료가 끝났는데 피로감도 여전하고 가슴도 가끔 콕콕 쓰시는 거 좀 걱정이 되네.	지나치 염려다. 지레짐작
전이나 재발은 발생해도 잘 못느낀다고 하게. 몸이 느끼면 이미 진행이 많이 되 거라는데 어떻게 확인을 하지? 암정한 방법은 없을까?	부정적 결과의 예상.

가능한 방법들	사용 결과	우선순위
주치의와 상담	불안 감소	1
다양한 검사들로 재발·전이 주변의 양전이를 막이	"	2
규칙적인 생활습관	"	3

2. 변화 유지하기(85분)

1) 프로그램 리뷰(20분)

지금까지 프로그램 내에서 어떤 것을 다루었는지 1회기부터 다시 검토한다. 그때그때 환자가 겪었던 스트레스 상황을 들면서 그것이 어떻게 해결되었는지도 함께 코멘트해 준다. 기억나는 생각의 오류가 있는지 돌아가면서 하나씩 이야기해보게 하면서 환자의 참여를 이끌어 내고, 단순히 교육하는 시간이 되지 않도록 한다.

2) 나의 자원 확인하기(20분)

프로그램을 통해서 도움이 되었던 방법에 대해서 이야기한다. 스트레스 상황에서 활용할 수 있는 구체적인 방법이 어떤 게 있는지, 어떻게 사용하였고, 어떤 도움이 되었는지 자유롭게 이야기하도록 한다. 이때 치료자는 환자의(생각, 행동 등) 변화를 언급하면서 긍정적인 피드백을 줄 수 있다.

3) 개별 목표 점검(20분)

프로그램 초반에 정한 목표가 어느 정도 실현됐는지 확인한다. 프로그램 참여 중에 완성할 수 없었던 목표라면 어느 정도 진행되고 있는지, 목표를 달성하기 위한 준비 과정은 잘 진행되고 있는지 확인하고 환자들끼리 피드백을 주고받도록 한다.

4) 계획 세우기(10분)

- 암환자로서 앞으로는 삶의 변화가 수반되어야 함을 이야기한다. 자신의 일과를 '반드시 해야 할 일', '중요한 일', '사소한 일'로 구분하게 하고 그 의미를 설명해 준다. 혹, '사소한 일'인데 중요하거나 반드시 해야 할 일로 생각해서 힘들게 실천하고 있는(혹은 그 반대이거나) 일은 없는지 생각해보게 하고, '사소한 일'을 지우고 '하고 싶은 일'을 일상생활에 넣을 수 있도록 독려한다.

치료자: 지금 여러분 일과가 어떻게 돌아가고 있는지 한번 적어보세요. (환자가 다 적으면) 혹시 '내 하루 일정이 버겁다고 느껴지시는 분 없으세요? 요즘에 너무 피곤하다' 아니면 '치료받는 거 자체가 힘들어서 아무것도 할 수 없다는 느낌이 든다.'

환자 1: 좀 그래요.

치료자: 물론 치료는 거의 다 끝나가지만 앞으로도 재발 전이가 되지 않도록 계속 관리를 잘해야겠죠. 그중의 하나가 스트레스 관리고, 일상생활 관리인 것 같아요. 근데 우리는 '할 수 없다'라고 느끼는 것들이 있음에도 '해야 된다'라는 생각 때문에 하는 것들이 있는 것 같아요. 예전에는 그냥 나에게 닥치는 일은 무조건 다 했고, 해야 된다는 생각으로 슈퍼 우먼이 돼야 된다고 생각했었다면 지금은 가지들을 좀 칠 필요가 있을 것 같아요. '반드시 해야 되는 일'을 가장 먼저 하고, 그다음으로 '중요한 일'을 하고, 사소한 일들은 없애는 작업이 필요해요. 여기서 반드시 해야 된다는 것의 의미는 뭘까요?

환자 2: 꼭 해야 하는 거?

치료자: 네. 반드시 해야 되는 일은 어떤 다른 일이 생긴다고 해도 가장 먼저 처리해야 하는 일이죠. 그런데 사실은 '반드시'라는 말에도 '강박적 부담'이 있을 수 있어요. 그런 분들은 살림살이 하나하나 다 내가 해야 되고, 누구에게 맡길 수가 없는 거예요. 그러니까 혼자서 그걸 다 해야 되니 얼마나 힘이 드셨겠어요.

환자 1: 맞아요. 만날 그렇게 사는 거 같아. '몇 시까지 뭐 해야 되는데 뭐 해야 되는데.'

치료자: 바로 그 '해야 되는데' 안에 큰 생각의 오류, 강박적 부담, 즉 당위성 진술이 있는 거죠. 그래서 반드시 해야 되는 일에 혹시 내가 당위진술이 들어있지는 않은지 살펴봐야 한다는 거예요. 예전에는 빨래하는 것부터 심지어 딸 방의 쓰레기 버리는 것까지 다 내가 해야 되는 일이었어요. 감히 딸한테 시킨다고 생각을 못했던 거예요. 근데 거기에 당위진술이 들어가 있는 것을 안다면 그게 '반드시 해야 하는 일'이 아니라 사소한 일이 되는 거예요. 그럼 결과적으로 스트레스도 줄어들죠. 너무 모든 걸 완벽하게 하지 말고 실천할 수 있는 만큼만 하고 또 시간을 넉넉하게 잡는 거예요. 여러분은 입시를 앞둔 학생이 아니잖아요.

환자 2: 그니까…. 안 해도 되더라고요. 그래도 그냥 돌아가더라고.

치료자: 그렇죠. 여러분들이 이 당위성 진술을 깨기 위해서는 '안 해도 괜찮다'라는 걸 확인하시는 거예요. '어? 딸한테 시켜도 괜찮네. 잘 하네?' 그거예요. 내가 엄마자리에서 잠깐이라도 벗어나면 큰일이 일어날 거 같지만 사실 아이들은 각자 잘 하고 있는 부분이 분명히 있거든요.

환자 3: 지네 할 건 하더라고요.

치료자: 맞습니다. 그래서 당위진술이 들어간 '반드시 해야 할 일'과 사소한 일은 줄이시고 적어도 하루에 한 두 시간 정도는 정말 나를 위한 시간, 나한테 즐거움을 주는 시간을 갖는 거죠. 우리 1회기 때 기억나시죠? 나한테 즐거움을 주는 활동 쭉 적으셨잖아요? 그런 것들이 우선순위로 들어가도록 치료 후 일상생활에 대한 계획을 다시 세워보시는 거예요.

5) 앞으로의 생활에 대해 이야기하기(15분)

- 앞으로 우울하거나 불안할 때 어떻게 대처할지 이야기해 본다. 그동안 프로그램을 통해 익혔던 변화를 유지하는 데 도움이 될 수 있는 방법들을 다시 검토한다. 더불어 상대방의 유용한 대처 방식을 배우고 서로의 스트레스 관리 방법에 대해 피드백을 주고받는다.

- 언제든지 도움이 필요할 때, 치료자와 연락할 수 있음을 이야기한다.

3. 프로그램 마무리(60분)

1) 소감 나누기(15분)

- 프로그램에서 좋았던 점, 아쉬웠던 점을 자유롭게 돌아가면서 이야기한다. 환자가 프로그램이 끝나는 것에 대한 불안을 호소할 경우, 이를 받아주고, 환자가 그동안 획득한 자원에 대해 이야기하면서 지지해 준다.

2) 프로그램 후기 작성(15분)

- 프로그램에서 도움이 되었던 점, 보완해야 할 점, 그 외에 치료자에게 하고 싶었던 말 등에 대해서 자유롭게 적는다.

3) 사후 평가지 작성(30분)

4) 다음 만남(세 달 후) 약속하기

추적 회기의 중요성에 대해 반드시 알려야 한다.

chapter 3
스트레스 관리 프로그램: 환자용 워크북

스트레스 관리 프로그램에 오신 여러분을 진심으로 환영합니다.

본 프로그램은 유방암 수술 후 방사선치료나 항암 치료를 받고 있는 환자분을 위한 심리 치료 프로그램입니다.

스트레스 관리 프로그램을 통해 암 치료 과정에서 겪을 수 있는 신체적 증상과 심리적 어려움을 효과적으로 해결할 수 있게 훈련함으로써 스트레스를 최소화하고, 암 진단으로 인한 일상의 변화에 보다 쉽게 적응할 수 있도록 도와드리겠습니다.

<h1 style="text-align:center">스트레스 관리 프로그램 회기별 내용</h1>

회기	제목	내용
1	프로그램 오리엔테이션	집단원 간의 관계 활성화 프로그램에 대한 오리엔테이션과 목표설정 효과적인 의사소통 원칙 익히기
2	암에 대해 이야기하기	표현적 글쓰기를 통한 감정의 정화 암을 수용하는 것의 진정한 의미 이해하기
3	신체 증상에 대처하기	스트레스 이해하기 복식호흡 배우기
4	스트레스를 일으키는 생각 찾기	자동적 사고와 생각의 오류 찾기
5	스트레스를 만드는 생각 바꾸기	스스로에게 질문하기를 통해 타당한 생각으로 바꾸기
6	대처기술 익히기 및 분노 조절하기	건설적인 대처방법 배우기 분노를 조절하는 방법 익히기
7	외모와 신체 변화에 대처하기	외모와 신체 변화에 대해 이야기하기 여성으로서의 자신감 증진시키기
8	가족 및 대인관계 변화에 대처하기	암으로 인한 대인관계 변화에 대해 이야기하기 의사소통 훈련 나의 자기자원 확인하기
9	잠재적인 두려움에 대처하기	재발 및 전이에 대해 이야기하기
10	변화 유지하기	삶의 우선순위 정하기

프로그램 오리엔테이션: 환영합니다!

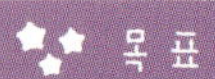 목표

1. 치료자 및 집단 구성원들과 관계 강화하기
2. 프로그램을 통해 도움받고 싶은 개인적인 목표 설정하기
3. 의사소통의 기본원칙 익히기

1. 스트레스 관리 프로그램 소개

본 프로그램은 국제적으로 우울과 불안 감소에 효과적이라고 알려진 '인지행동치료 (cognitive-behavioral therapy: CBT)'를 암환자에게 맞게 수정하여 적용한 내용을 담고 있습니다. 여러분은 이 시간을 통해 배운 여러 가지 스트레스 관리 방법을 일상생활에서 적용함으로써 스트레스로 인해 쉽게 우울해지거나 불안해지는 일이 줄어들 것입니다. 더불어 통증, 피로와 같은 신체적 증상 완화에 도움이 되는 기법들을 활용함으로 신체 증상에 대한 통제감을 얻게 될 것입니다. 또한 암 진단 후 변화된 생활, 변화된 가족 및 대인관계에서의 어려움에 잘 대처하고, 잃어버린 자신감을 되찾는 '나'를 발견하게 될 것입니다.

■ **인지행동치료(CBT)란?**

CBT에서는 우리의 생각, 행동, 기분 및 신체증상이 밀접한 관계를 맺고 있다고 생각합니다. 그리고 그중에서도 우리가 스트레스 사건을 '해석'하는 방식이 가장 중요하다고 강조합니다. 즉, 스트레스가 되는 사건 자체가 문제이기보다는 그 사건을 바라보는 우리 자신의 생각이나 믿음이 때로는 과도하게, 때로는 불필요하게 불안하고 우울한 마음을 일으킨다는 것입니다. 따라서 CBT에서는 나를 우울하고 불안하게 만드는 생각을 찾아서 이것을 현실적이고 타당한 생각으로 바꿈으로써 문제를 해결하는 법을 배우게 됩니다. 또한 스트레스 상황에서 적절한 대처법을 찾아 보다 효과적으로 문제를 해결하는 방법들을 일상생활에 적용할 수 있게 될 것입니다.

2. 스트레스 관리 프로그램 구성 및 개요

본 프로그램은 매회 2시간 동안 진행되며, 총 10회기로 구성되어 있습니다.

이 프로그램에서 여러분은 정신건강전문가와 함께 각각의 주제에 대해 자신의 경험에 대해 충분히 이야기하고, 그에 대한 감정을 나누는 시간을 갖게 됩니다. 이 과정에서 비슷한 어려움을 겪는 다른 사람들로부터 정서적인 지지를 얻을 수 있습니다. 또한 스트레스가 나의 마음과 몸에 어떤 영향을 미치는지를 이해하고, 생각 바꾸기, 복식호흡, 건설적인 대처법, 대화법과 같이 스트레스 대처에 효과적인 기술들을 배우게 됩니다.

3. 교재의 활용

본 교재는 여러분의 프로그램에 대한 이해와 일상생활의 활용을 돕기 위해 제작된 것입니다. 교재 앞부분에는 프로그램에서 배우는 내용을 회기별로 알기 쉽게 정리해 놓았으며, 교재 뒷부분에는 〈과제기록지〉가 수록되어 있습니다. 프로그램을 마치고 그날 배운 것을 다음 시간까지 연습하면서 〈과제기록지〉에 수행한 내용을 적으시면 됩니다. 〈과제기록지〉에 작성한 내용은 다음 시간에 점검하고 함께 논의하는 데 활용됩니다.

4. 스트레스 관리 프로그램의 효과를 최대화하려면?

■ 출석

본 프로그램은 이전 시간에 익힌 내용을 토대로 다음 시간 내용을 진행합니다. 따라서 한 회기라도 참여를 하지 못하게 되면 다음 회기에서 다루는 내용을 이해하는 데 어려움이 있을 수 있습니다. 가급적이면 모든 회기에 참여하는 것을 권합니다.

■ 과제

본 프로그램은 매 회기가 끝날 때 다음 회기 시작 전까지 해 오셔야 할 과제가 있습니다. 과제는 회기 내에서 배운 스트레스 관리 기술을 실생활에서 적용하여 연습하는 것을 목적으로 합니다. 과제는 치료 효과를 일상생활에까지 넓히는 데 중요한 역할을 합니다. 실제로 여러 연구에서 성실히 과제를 수행한 사람일수록 치료 효과가 높다고 보고되고 있습니다. 따라서 프로그램 진행과정에서 부여되는 과제를 일상생활에서 적극적으로 활용하시기 바랍니다.

5. 스트레스 관리 프로그램 참여 규칙

본 프로그램은 6~8명의 사람이 함께 하는 집단 프로그램입니다. 서로가 서로를 배려하기 위해 다음과 같은 몇 가지 규칙을 꼭 지켜주십시오.

① 비밀보장

② 출석 및 과제

③ 경청과 긍정적인 피드백

④ 기타

6. 스트레스 관리 프로그램을 통해 달성하고자 하는 목표 설정하기

본 프로그램의 일반적인 목표는 다음과 같습니다.

① 이완요법을 통해 신체증상 조절하기

② 스트레스에 효율적으로 대처하여 스트레스 감소시키기

③ 자신감 향상시키기

위의 내용과 관련하여 여러분 개개인이 스트레스 관리 프로그램을 통해 도움을 받고자 하는 내용을 **구체적**으로 적어 봅시다(예를 들면, "집안일을 할 때, 남편의 도움을 받고 싶다", "다시 예전처럼 당당한 사람이 되고 싶다" 등).

①

②

③

④

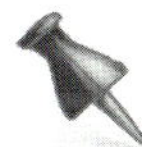 효과적인 의사소통: '나 말하기'

앞서 우리는 경청과 긍정적인 피드백을 프로그램 참여 규칙으로 정했습니다. 타인의 말을 잘 듣고, 자신의 생각을 효과적으로 전달하는 것은 의사소통의 핵심적인 요소입니다. 우리는 프로그램에서는 집단 구성원들과, 프로그램 밖에서는 가족·친구·주치의 등 여러 사람과 의사소통을 하게 됩니다. 여러분은 프로그램에서 집단 구성원과 효과적으로 의사소통하는 방법을 배우고 이를 실천함으로써 좋은 대화습관을 기를 수 있을 것입니다. 효과적인 대화법을 익히면 여러분은 다음과 같은 상황에서 적절히 활용해 볼 수 있습니다.

① 주치의와 앞으로의 치료와 관련해서 걱정되는 것들을 이야기하기

② 주변 사람들에게 도움 요청하기, 부탁하기

③ 거절하기

④ 부정적인 감정 표현하기

효과적인 의사소통을 하기 위해서는 갖춰야 할 기본적인 대화기술이 있습니다.

■ 기본적인 대화기술

① 시선 맞추기

② 목소리 크기

③ 얼굴표정

④ 자세와 몸짓

⑤ 말의 내용

효과적인 의사소통을 위해 필요한 훈련이 있습니다. 크게 듣기 훈련과 말하기 훈련으로 나뉩니다. 각각의 내용을 잘 읽어보시고, 내가 평소에 다른 사람들과 의사소통하는 모습은 어떤지 생각해 봅시다.

① 듣기 훈련

효과적인 의사소통을 위해서는 나의 생각을 효과적으로 전달하는 것도 중요하지만, 그에 앞서 상대방의 말을 귀 기울여 듣는 것이 무엇보다 중요합니다. 많은 사람이 듣기를 그저 소극적인 행동이라고 생각하는 경향이 있습니다. 그러나 사실 이것은 매우 적극적인 과정으로, 상대방이 전달하는 말의 내용을 정확하게 이해하고 그 안에 담긴 상대방의 마음과 소망을 읽어주는 애정 어린 관심과 노력이 필요한 일이라고 할 수 있습니다. "잘 듣기" 위해서는 다음과 같은 몇 가지 기술이 필요합니다.

– 비언어적 의사소통(예: 눈 맞춤, 고개끄덕이기)에 주목하기

의사소통은 언어적인 것보다 비언어적인 것이 훨씬 더 많은 비중을 차지합니다. 상대방의 이야기를 들으면서 적절히 고개를 끄덕인다거나, 눈을 맞추면서 듣는 것이 중요합니다. 만일 이야기 도중 딴 곳을 쳐다본다면, 상대방의 이야기에 관심이 없다거나 동의하지 않음을 의미할 수 있습니다.

– 집중하고 들으며 기다리기

상대방이 무슨 이야기를 하는지, 이야기의 요지가 무엇인지 집중하고 듣습니다. 이야기 도중 반박하고 싶은 말이 있거나, 상대의 말이 듣고 싶지 않을지라도 상대방의 말을 끊지 말고 기다리는 것이 좋습니다.

– 바꿔 말하기

상대방의 말을 잘 듣고 그 내용을 자신의 말로 바꿔서 이야기해 줍니다. 바꿔 말하기를 잘하는 사람은 상대방에게 그만큼 관심이 있다는 것을 표현할 수 있습니다.

② 말하기 훈련

우리는 흔히 나와 가까운 사이일수록 '말하지 않아도 상대방이 내 마음을 알아주길' 바랍니다. 그러나 안타깝게도 말하지 않으면 상대방은 우리 마음을 알지 못합니다. 또한 같은 내용도 어떻게 전달하느냐에 따라 결과가 달라질 수 있습니다. 따라서 우리는 효과적인 말하기 방법을 배울 필요가 있습니다. 특히 부정적인 감정을 적절히 표현하면서도 내가 원하는 바를 잘 전달하기 위해서 '나 말하기' 기법을 알아두면 도움이 됩니다.

– "나 말하기" 기법("I message")

나 말하기는 상대방을 비난하지 않으면서 자신의 부정적인 감정을 표현하는 좋은 방법입니다. 다음 두 가지 말하기를 비교해 보십시오.

- 너 말하기

"넌 왜 맨날 늦냐! 너 때문에 영화 못 봤잖아."

- 나 말하기

"이 영화 참 보고 싶었는데 못 보니까 무지 아쉽네. 다음부터는 일찍 와 주면 좋겠어."

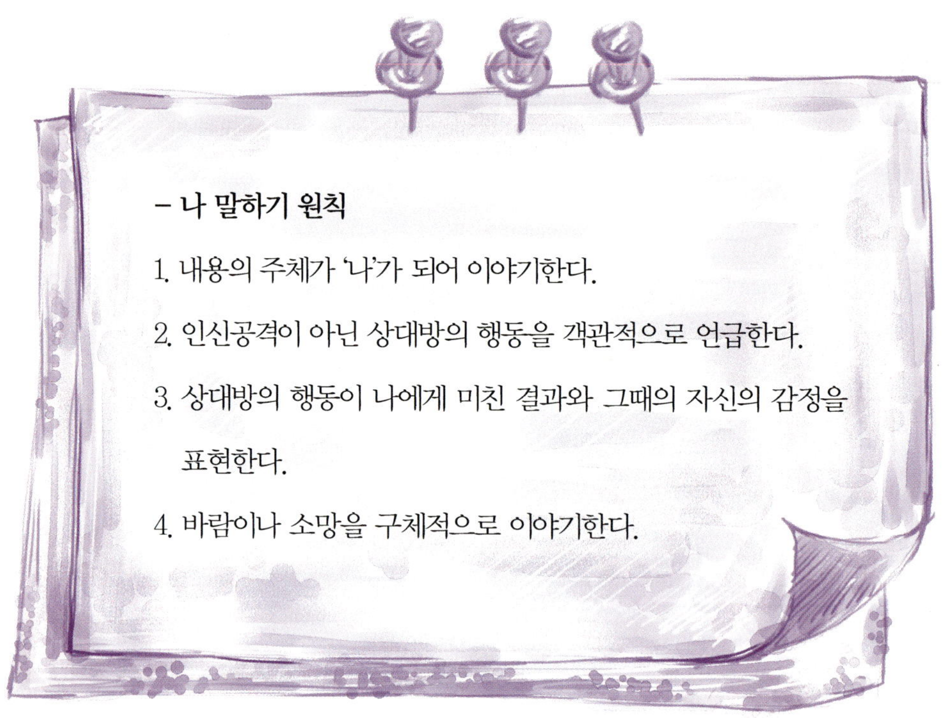

가장 최근에 상대방과 갈등을 겪었던 일화를 생각해 보고, '나 말하기' 원칙에 따라 이를 바꿔봅시다.

▶ 과제 ◀

1. 나의 목표를 보완하고 수정하기(95페이지)

2. '나 말하기'로 의사소통해 보기(171페이지)

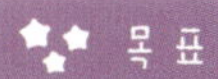 목표

1. 암을 진단받고 이를 치료하는 과정에서 경험한 심적인 어려움과 고민에 대해 이야기하기
2. 암과의 동침? – 내 안의 암을 어떻게 받아들일까?

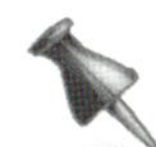 ## 암환자로서 어떻게 살아갈 것인가?: 암과의 동침

여러분은 암을 처음 진단받았던 때가 떠오르시나요? 그 당시 자신의 모습을 한번 떠올려 보십시오. 암이라는 소식을 들었을 때 어떤 기분이셨나요?

아래의 표에 암 진단을 받았던 당시의 기분을 적으시고, 강도를 체크해 보세요.

암에 걸렸을 때의 기분	강도						
	없음			중간		∨	매우 심함
예) 불안	1	2	3	4	5	6	7
	1	2	3	4	5	6	7
	1	2	3	4	5	6	7
	1	2	3	4	5	6	7
	1	2	3	4	5	6	7

암에 걸린 사람들은 여러 가지 반응을 보입니다. 암 진단 당시에는 큰 충격을 경험합니다. 특히 유방암은 진단 전에 증상이 두드러지지 않기 때문에 진단받는 순간 대부분의 사람이 당황하게 됩니다. 그러다가 '왜 하필이면 나일까?'라는 분노에 휩싸이기도 합니다. 또한 앞으로의 삶에 대한 불확실성을 경험하게 됩니다. 치료가 어떻게 진행될지 정확히 알지 못하기 때문에 불안하고, 무기력해지고, 우울해지며 죽음에 대한 두려움으로 고통을 겪기노 하고요. 그리고 마음을 다녹일 여유도 없이 수술이 시작됩니다. 여러분은 어떠셨나요?

■ 토닥토닥: '암 치료 과정에서 많은 어려움을 이겨낸 나를 껴안으며'

이번 시간에는 암을 수용하기 위한 첫 단계로 자신을 보듬어 주는 기회를 가지려고 합니다. 먼저 여러분이 유방암으로 진단받고, 수술과 항암을 거쳐 현재에 이르기까지의 험난했던 과정을 떠올려 보십시오. 그 과정에서 어떤 경험을 했는지 써 보십시오. 내가 나에게 편지를 쓰듯, 자신의 이름을 부르면서 써 보십시오(예: *○○야~ 네가 암에 걸렸을 때…*).

토닥토닥: 나에게 편지쓰기

암 진단을 받고 치료 중인 지금, 여전히 '내가 암에 걸리지 않았더라면'이라는 생각이 종종 드시나요? 암이 나의 인생을 완전히 바꿔놓았다는 생각 때문에 못 견디게 화가 나 억울하고, 우울할 때가 있나요? 암에 걸렸다는 사실을 자꾸 부정하고 싶은데 어떻게 해야 할까요? 주변을 둘러보니, 나만 이렇게 힘들어하는 것 같아서 더 우울해진 적은 없으신가요?

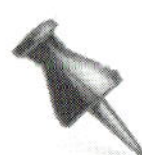 ## 현재 나는 어느 단계에 있는가?

암 진단을 받았을 당시 여러분은 여러 가지 감정을 느끼셨을 겁니다. 그러나 그러한 감정들도 시간이 지나면서 점차 변해갔을 것입니다. 아래 그림은 유방암 환자들이 시간에 따라 흔히 겪는 감정 변화를 그림으로 나타낸 것입니다. 여러분은 지금 어느 단계에 서 계신가요? 아직도 암에 걸렸다는 사실을 부인하거나 이에 분노하고 계신 건 아닌가요? 아니면 이미 암을 받아들였다고 느끼시나요? 시간이 오래 지난 지금도 여전히 암에 걸린 것에 대해 부인하고 분노하고 있다고 해서 자책하실 필요는 없습니다. 이러한 감정은 암으로 진단받은 사람이라면 누구나 경험하는 것이니까요. 다만 부인하고 분노하는 시간이 길어질수록 여러분의 투병생활에 지장을 줄 수 있으므로, 이 기간을 단축시키는 것이 필요합니다.

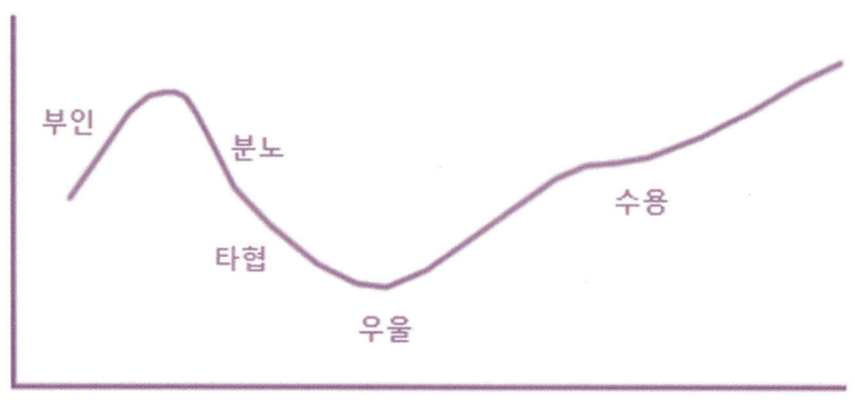

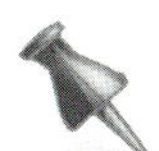

'암을 받아들인다는 것'의 의미

'암환자로 사는 것'이 어떤 것일까? 너무나 막연하고 막막하게 느껴질 것입니다. 그냥 아무렇지 않은 듯 내가 암환자라는 사실을 잊고 평소처럼 지내고 싶은 마음도 들지요. 또 한편으로는 신체의 작은 증상에도 신경이 쓰이면서 불안할 때가 있을 겁니다. 이러한 모습은 암에 걸린 환자라면 누구나 경험할 것입니다.

■ 암에 걸렸다는 것 자체가 또 하나의 스트레스!

일반적으로 우리는 스트레스를 받았을 때 크게 두 가지 반응을 나타냅니다. 스트레스에 대항하여 싸우거나 혹은 피하는 것입니다. 암으로 진단받고 치료받는 과정 자체도 여러분에게는 큰 스트레스가 될 수 있습니다. 이에 대해 우리는 역시 적극적으로 피하거나 싸우는 반응으로 대처하게 됩니다. 이러한 대처는 다양한 방식으로 나타날 수 있습니다. 다음 표는 암에 대한 다양한 대처방식을 보여줍니다. 여러분은 어떤 대처를 하고 계신가요?

☑ 확인해 봅시다!

아래의 암에 대한 대처방식 중 현재 나의 모습과 닮은 것은 어떤 것입니까?

투쟁정신	암을 하나의 도전으로 보고 압도당하지 않으려고 하는 경향 예) '이겨내야지, 이렇게 된 거 후회하면 뭐해. 내가 여기서 무너질 수는 없어.'
무력감	암이 미치는 영향에 대해 어찌할 바를 모르고 또 어떻게도 할 수 없다는 느낌 예) '뭘 어떻게 해야 할지 모르겠어.'
냉담한 수용	암에 걸렸다는 사실을 그저 단순하고 수동적으로 수용하는 경향 예) '병에 걸린 것은 내가 어떻게 할 수 있는 일이 아니야.'
불안으로 꽉 차 있음	암에 걸렸다는 생각에만 온통 초점을 맞추고 있어서 암이 그 사람의 삶 전체를 지배하기 때문에 불안이 증가한다. 환자는 새로운 종양이 생기지 않았는지를 매일 확인한다.
운명론	암이라는 사실을 받아들이지만 그 병을 통제하려는 행동은 전혀 취하지 않는다. 예) '내가 애쓴다고 될 문제가 아니야. 다 팔자지 뭐'
인지적 회피	병에 대해서 생각하는 것을 피하거나 근심 걱정을 차단하는 방법을 찾으려는 경향으로, 이러한 회피는 자신이 암에 관한 생각을 피하고 있다는 사실을 인식하고 있다는 점에서 부정과는 다르다.
부정	의식적으로 위협적인 생각을 전혀 인식하려 들지 않음. 예) '그럴 리 없어. 내가 얼마나 건강관리를 잘했는데.'

〈출처: '암환자의 심리사회적 간호와 연구'에서 부분 인용〉

암을 수용하는 것은 치료를 열심히 받는 것 이상을 의미합니다. 암에 걸린 것을 받아들인다는 것은 더 이상 '내가 왜 암에 걸렸을까?', '정기검진을 받았더라면…'과 같은 생각을 하며 지난 일을 돌아보며 후회하는 것이 아니라, 앞으로 암환자로서 어떻게 살아갈 것인지, 암을 극복하기 위해선 어떻게 해야 할지를 고민하고 그것을 해결할 방법들을 모색해 적극적으로 실천하는 것을 의미합니다. 다시 말해 소극적인 의미에서 그저 부인하지 않고 운명으로 받아들이거나, 적당히 타협하는 것과는 달리, **'투쟁정신'**을 갖고 적극적으로 암에 대처하는 것이 진정한 의미에서 수용이라고 할 수 있습니다.

결국, **암을 받아들인다는 것**은 더 이상 암으로 인해 자신의 삶을 회피하거나 부정하지 않는 것에서 출발합니다. 그러면서도 몸과 마음의 상태를 조절하면서 평소와 다름없이 생활하는 것입니다. 인생에서 암에 걸렸다는 사실을 기억에서 지우지는 않았지만 더 이상 그 사실이 일상생활을 유지하는 데 걸림돌이 되지는 않는 것을 의미합니다.

여러분은 암에 대해 어떻게 대처해 오셨나요? '투쟁정신'을 가지고 계십니까? 아직 '부정'하는 것으로 암에 대해 대처하고 있었다면 너무 낙담하실 필요는 없습니다. 스트레스 관리 프로그램을 통해서 여러분은 암에 보다 적극적으로 대처하는 방법에 대해서 배우게 될 것입니다.

암환자로 살아가기: 나에게 편안함과 즐거움을 주는 활동하기
다음 박스에 나에게 편안함을 주거나 즐겁게 해 주는 활동들을 적어 봅시다.

1. 작성한 편지를 남편(사랑하는 사람)에게 보여 주고 답장 받아 오기(172페이지)

2. 나에게 편안함과 즐거움을 주는 활동 목록에 적힌 내용을 실천한 뒤 기분 기록지

   작성하기(173페이지)

3회기.
신체 증상에 대처하기: 스트레스, 당신은 나의 동반자

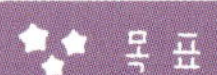

목표

1. 스트레스에 대한 나의 반응 확인하기
2. 스트레스와 신체증상(통증, 피로 등)의 관계를 이해하기
3. 신체증상을 완화시키는 방법으로 복식호흡을 훈련하기

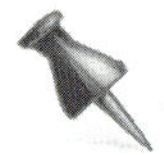

스트레스와 그 반응

"스트레스 없이 살고 싶다"는 생각을 하신 적이 있나요? 스트레스가 없는 상태가 된다면 어떤 일이 벌어질까요? 일상생활에서 아무런 자극이 없기 때문에 지루한 나날을 보내게 될 것입니다. '스트레스가 없는 상태는 죽음뿐'이라는 말도 있듯이 사람들은 살면서 누구나 스트레스를 경험합니다. 더욱이 급박하게 돌아가는 현대사회에서 다양한 스트레스는 필연적으로 발생할 수밖에 없습니다. 스트레스를 피할 수 없다면, 스트레스가 쌓이지 않도록 해소하는 것이 중요합니다.

스트레스를 잘 관리하기 위해서는 우선 스트레스가 무엇인지, 우리에게 어떤 영향을 끼치는지 알아볼 필요가 있습니다.

(1) 스트레스란 무엇인가?

스트레스는 흔히 다음과 같이 정의될 수 있습니다.

① 외적 사건

② 불편 혹은 긴장

③ 사건 혹은 상태에 대한 반응

특히 스트레스를 일으키는 사건들을 **"스트레스 원인"**이라고 합니다.

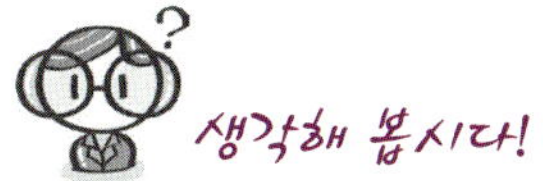

최근 나에게 가장 스트레스가 되었던 상황은 무엇인가요?

지금 여러분에게 가장 스트레스를 일으키는 사건은 무엇인지 생각해 보십시오. 만약 지금 특별히 불편감을 유발하는 스트레스 원인이 없다고 생각된다면, 지난 몇 주 동안 여러분에게 스트레스가 되었던 사건을 떠올리세요. 그리고 아래의 표에 적어 봅시다. 왼쪽의 "사건"란에는 스트레스가 되는 사건이나 상황을 적으십시오. 오른쪽의 "나의 반응"란에는 그 상황에서 여러분의 반응이 어땠는지를 적으십시오.

사건(상황)	나의 반응
예) 아들의 형편없는 시험성적	기껏 힘들게 학원 보냈더니 이것도 성적이라고…. 화가 치밀고, 가슴이 답답하고 좌절스러웠다. 이러다 좋은 학교 못 가고, 취직도 못 할 것 같다.

(2) 감정이란?

감정이란 어떤 상황에서 느끼게 되는 기분을 말합니다. 감정은 긍정적인 경험에서부터 부정적인 경험까지 다양하며, 다양한 단어, 제스처, 표정 등으로 표현됩니다. 아래 그림에 감정을 나타내는 단어를 아래 표에 적어 봅시다.

몇 가지나 떠오르나요? 한 연구에 따르면, 한국어의 감정 단어는 모두 434개이며, 그중 72%가 불쾌한 감정 표현과 관련이 있다고 합니다.

자, 내일 중요한 시험을 앞두고 있다고 가정해 봅시다. 이런 상황에서 여러분은 어떤 기분이 들 것 같나요? 공부를 많이 하지 못해서 **불안**할 수도 있고, 시험을 망칠 것만 같아서 **우울**하거나 그동안 공부를 열심히 하지 않은 것을 뒤늦게 **후회**하고 **자책**할 수도 있습니다. 아니면 이번에는 공부를 좀 열심히 한 것 같아 **자신감 있고** 약간의 **흥미진진함**을 느낄 수도 있습니다.

■ 감정에 영향을 미치는 3요소: 생각–행동–신체반응의 관계 이해하기

인간의 감정은 생각, 행동, 신체반응(생리)으로 구성되어 있습니다. 이 세 가지 요소들은 서로 긴밀하게 연결되어 있어 서로 영향을 주고받습니다. 따라서 어느 한 요소가 상승하게 되면, 다른 요소도 상승하게 되고, 반대로 어느 한 요소가 진정되면, 다른 요소들도 자연스레 진정되게 됩니다.

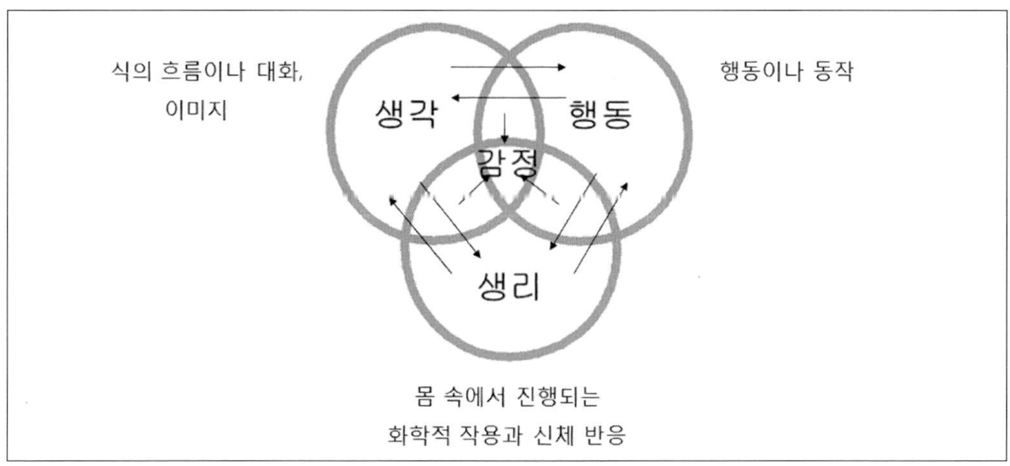

여러분이 이제부터 하셔야 할 일은 스트레스 상황에서 자신에게 일어나는 변화(반응)를 자각하고, 이것을 생각, 행동, 신체반응으로 구분하는 것입니다. 그렇다면 우선, 생각, 행동, 신체반응은 어떻게 다른 것일까요?

– **생각**이란?

어떤 상황에 놓였을 때 우리에게는 여러 생각이 떠오를 수 있습니다. 이것은 **혼잣말**이나 대화, 혹은 순간 머릿속으로 스쳐 지나가는 **장면**으로 나타납니다. 이러한 생각들은 때로는 너무나 빨리 지나쳐버려서 우리가 인식하지 못하는 경우도 있으며, 때로는 어떠한 생각들이 끊임없이 밀려와 떨쳐버리기 어려운 경우도 있습니다.

내일 중요한 시험을 앞두고 있는 상황에서 우리는 어떤 생각을 할까요? '공부하지 않은 게 나오면 어떡하지?', '이번에도 망치면 끝장이야', '잘 봐야 할 텐데' 등과 같은 생각을 할 수도 있습니다. 아니면, "아는 것만 나와라"라며 주문을 외우는 사람도 있을 겁니다. 여러분은 어떠신가요?

- 신체반응이란?

자, 마침내 시험 시작 5분 전이 되었습니다. 이런 상황에서 우리 몸은 어떤 반응을 나타낼까요? 아마 **심장이 평소보다 빨리 뛰고, 손발이 떨리거나 식은땀**이 날 것입니다. 스트레스 상황에서 나타나는 이러한 신체반응들이 때로는 불쾌하게 느껴질 수 있지만, 사실 이런 신체적 변화는 우리가 스트레스에 대응하도록 준비시키는 역할을 합니다. 이때 관여하는 것이 바로 교감신경계입니다.

스트레스를 받으면 반사적으로 교감신경계가 작동하게 되고, 그로 인해 심장 박동이 빨라지고, 호흡이 가빠지면서 우리 몸에 많은 산소가 공급됩니다. 또한 근육이 긴장되고 땀을 많이 흘리며, 눈동자가 커집니다. 이런 상황에서 우리 몸의 소화 능력은 어떨까요? 위험에 처해 있는 상황에서는 당연히 음식물을 소화시키기보다는 생명을 유지하기 위한 활동에 에너지를 쓰는 것이 더 효과적입니다. 흔히 "스트레스를 받으면 소화가 잘 안 된다'고 하는 것은 스트레스 상황에서 교감신경계의 이러한 영향 때문이라고 할 수 있습니다. 이렇게 교감신경계의 활성화는 우리가 적과 맞서 싸우거나 혹은 도망칠 수 있는 에너지를 제공합니다.

한편 암을 치료하는 과정에서 통증, 구토, 피로와 같은 신체적 증상들이 나타납니다. 그러나 이러한 신체적 증상들 역시 스트레스에 의해서 더욱 심화되는 경우가 많습니다. 예를 들어, 스트레스를 받는 상태는 여러분을 정서적으로, 신체적으로 더 민감하게 만들고, 이렇게 민감한 상태에서는 통증에 대한 민감성이 커집니다. 따라서 작은 통증도 더 크게 느껴질 수 있습니다. 신체적 고통은 다시 여러분을 스트레스 상태로 몰아넣게 됩니다. 만약 이 상태를 방치한다면 통증과 스트레스가 점점 증가하는 악순환이 계속될 것입니다.

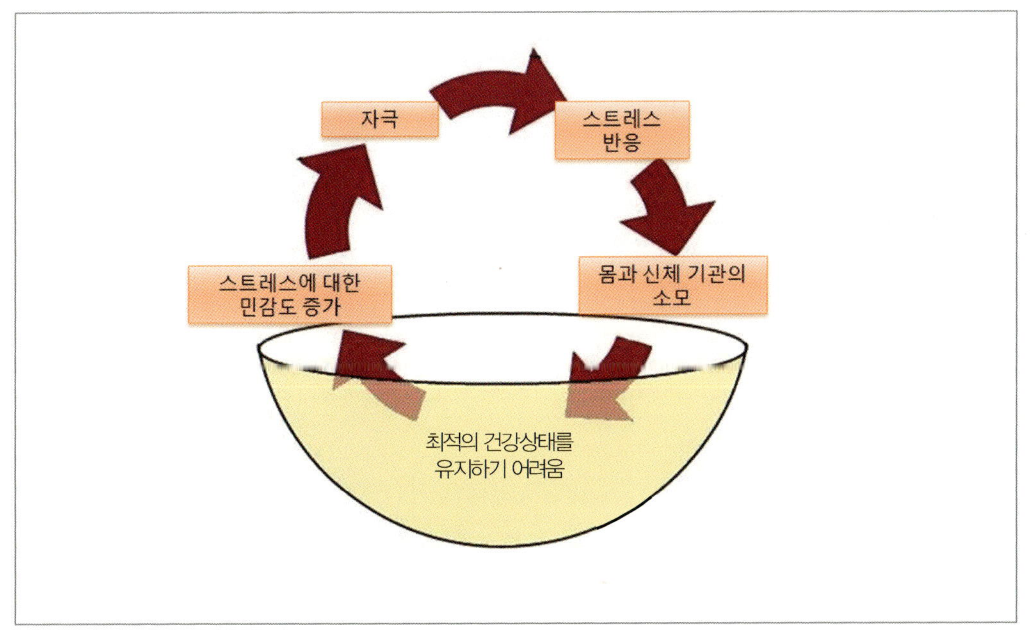

– **행동**이란?

행동이란 스트레스를 지각했을 때 나타나는 우리의 반응으로, 때로는 행동과 신체반응을 구분하는 것이 어렵게 느껴질 수 있습니다. 신체반응은 앞서 설명한 것처럼 교감신경계의 작용 때문에 나타나는 우리 몸의 변화입니다. 다시 시험을 앞두고 있는 상황으로 가 봅시다. 이런 상황에서 나타날 수 있는 행동은 무엇일까요? 아마 안절부절못하고, 손과 발을 떨거나 손톱을 깨무는 것과 같은 행동이 나타날 수 있을 것입니다. 운동선수들이 경기를 앞두고 불안을 감소시키기 위해 껌을 씹는 것도 행동반응이며, 흡연이나 음주 역시 이에 포함됩니다. 이렇게 스트레스 반응으로서의 행동은 그 순간의 감정이 표현되는 방식이기도 하며, 동시에 어떠한 감정을 해소하기 위한 수단이기도 합니다. 그러나 행동이 건강하지 못한 경우, 비슷한 문제들이 반복되거나 다른 이차적인 문제가 생길 수 있습니다.

다음은 스트레스 상황에서 나타나는 우리의 감정, 신체반응, 행동의 예입니다. 스트레스 상황에서 여러분의 생각, 감정, 신체반응, 행동을 관찰하고 구분할 때 다음의 표를 참고하십시오.

감정	신체반응	행동
불안감	두통	안절부절못함
우울감	온 몸에 힘이 빠짐	손 발 떨기
분노감	손발에 땀이 참	손톱 깨물기
좌절감	근육통	폭식
죄책감	식욕부진	폭음
회의감	소화 장애	흡연
무기력감	얼굴이 달아오름	시선 피하기
고립감	가슴 두근거림	사람 많은 곳 피하기
불확실감	혈압 상승	난폭한 행동이나 욕설

자, 이제 다음의 빈 칸에 앞서 적었던 최근에 가장 스트레스였던 상황과 나의 반응을 각각의 요소에 맞게 적어 봅시다. 그리고 각 요소가 어떻게 연결되는지 화살표를 그어 봅시다.

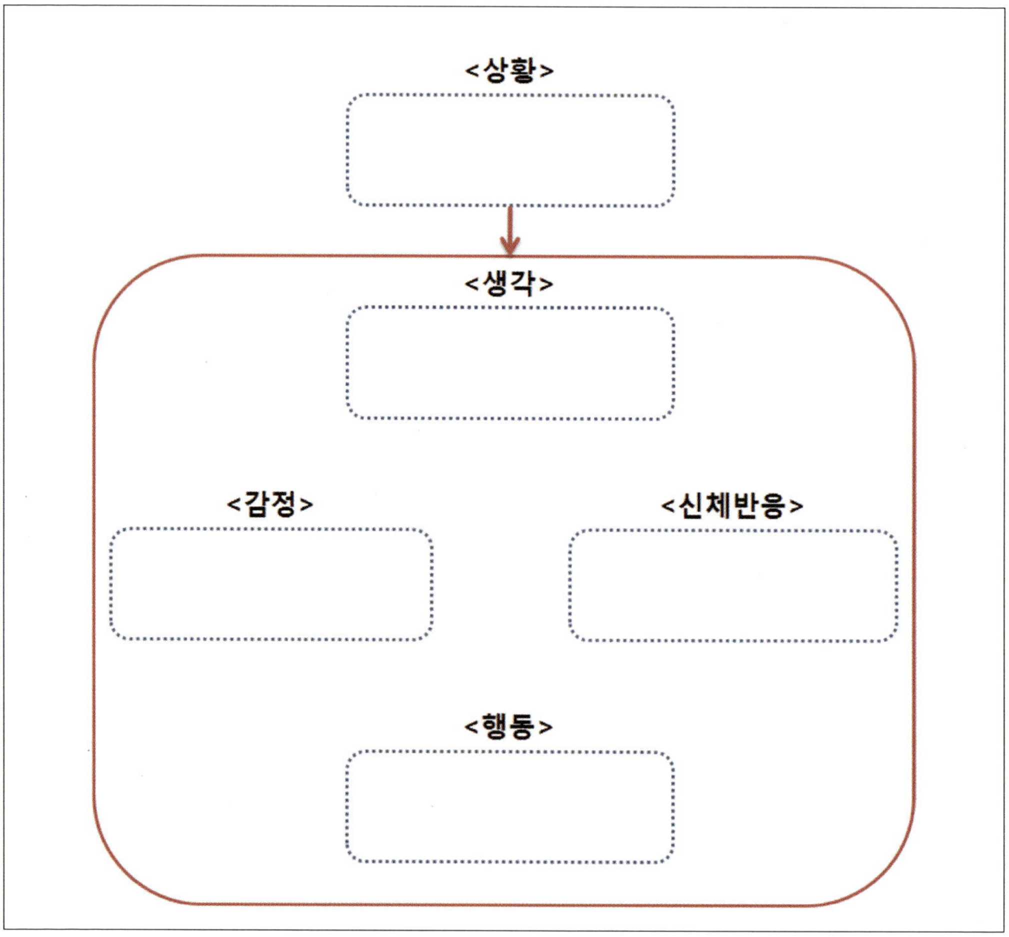

<상황>

<생각>

<감정>

<신체반응>

<행동>

지금까지 여러분은 스트레스가 무엇인지 그리고 스트레스 상황에서 우리의 생각, 행동, 신체반응이 감정에 어떤 영향을 미치는지 등을 살펴보았습니다. 그 과정에서 생각, 신체반응과 행동은 서로 연결되어 있어, 한 요인이 진정되면 다른 요인이 진정될 수 있다는 것을 알게 되었을 것입니다. 여러분은 〈스트레스 관리 프로그램〉을 통해 스트레스 상황에서 생각—신체반응—행동을 다스림으로써 부정적인 감정을 해소하는 연습을 하게 될 것입니다.

이번 시간에는 먼저, 스트레스의 반응으로 나타난 신체반응에 대처하는 방법을 배우겠습니다.

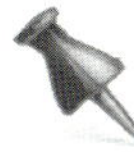 ## 스트레스에 대한 대처: 복식호흡

스트레스는 교감신경을 자극하고 그로 인해 다양한 신체적인 증상이 나타납니다. 교감신경계가 활성화되어 있는 상태에서는 신체의 각성도가 높아지고, 근육 긴장, 심박 증가, 혈압 상승 등의 증상이 유지됩니다. 특히 스트레스를 받으면 불안하고 긴장감이 높아지면서 호흡에도 변화가 생깁니다. 우리의 몸이 긴장된 상태에서는 얕고, 가쁜 숨을 쉬게 되고, 들숨과 날숨의 양에도 차이가 생겨서 들이쉬는 산소의 양에 비해 내쉬는 이산화탄소의 양이 적은 과호흡이 일어납니다. 여러분이 깜짝 놀라거나 긴장을 했을 때, 숨을 크게 한번 몰아쉬거나 한숨을 쉬게 되는 이유도 바로 호흡의 변화로 나타나는 현상입니다. 이렇게 스트레스로 인해 신체가 각성되고 긴장되어 있을 때, 신체의 이완을 유도하는 기법들을 활용하면 금세 몸과 마음을 편안하고 안정된 상태로 바꿀 수 있습니다.

심신을 이완하는 기법으로는 복식호흡, 명상, 근육이완훈련 등이 있습니다. 이 중 복식호흡은 긴장된 신체 상태를 이완된 상태로 변화시키는 가장 쉬운 방법 중 하나입니다. 또한 복식호흡은 누구나 꾸준한 연습을 통해 쉽게 배울 수 있고, 언제 어디서나 할 수 있다는 점에서 매우 유용합니다.

스트레스를 받거나 신체가 긴장되어 얕고 빠르게 숨을 쉬고 있는 상태에서 우리는 복식호흡을 함으로써 이러한 호흡을 원래의 호흡 속도와 깊이로 되돌리고, 우리 몸을 이완된 상태로 바꿀 수 있습니다. 복식호흡을 통해 이처럼 신체가 이완되면 부교감신경계가 활성화됨으로써 우리의 몸과 마음은 안정되고 편안한 상태로 돌아가게 됩니다.

암환자들은 흔히 여러 형태의 불안을 호소할 뿐만 아니라 피로나 통증과 같은 다양한 신체증상을 경험합니다. 또한 피로나 통증은 스트레스에 의해 더욱 악화될 수 있습니다. 따라서 복식호흡을 통해 깊은 이완 상태를 유도하는 방법을 배운다면 보다 효과적으로 스트레스 증상을 관리할 수 있을 것입니다.

복식호흡 연습
다음의 지시문을 따라 복식호흡을 연습해 봅시다.

〈복식호흡 요령〉

1. 주의 분산이 되지 않도록 조용한 곳에서 편안한 자세를 취합니다.

2. 한 손은 가슴 위에, 다른 손은 배 위에 가볍게 놓고 호흡을 시작합니다.

3. 이때 가슴 위의 손은 움직이지 않고, 배 위의 손만 움직이도록 합니다.

4. 숨을 들이쉬면서 1부터 3까지 천천히 셉니다. 이때 무리하지 마시고 평소의 호흡량만을 들이쉬도록 하십시오.

5. 이제 숨을 내쉬면서 1부터 3까지 천천히 셉니다. 숨을 조금도 남기지 말고 끝까지 내쉬시오.

6. 충분히 연습이 되면 숫자 대신에 여러분을 편안하게 만들어주는 다른 말이 있다면 그 말을 하셔도 됩니다.

이번 시간부터 앞으로는 매시간 복식호흡을 연습하면서 회기를 마무리할 것입니다. 그리고 호흡 훈련 후에는 그 결과를 기록지에 꼭 기록하셔야 합니다. 복식호흡 훈련 기록지를 작성하는 이유는 복식호흡이 잘되고 있는지, 그 효과는 어떤지를 여러분 스스로 확인하고, 치료진에게도 알림으로써 적절한 도움을 얻기 위해서입니다.

1. 복식호흡 연습하고 훈련기록지에 작성하기(174~175페이지)

2. 나에게 즐거움을 주는 활동하고 기분 기록지 작성하기(176페이지)

4회기.
스트레스를 일으키는 생각 찾기: 꼭꼭 숨어도 자동적 사고 보인다

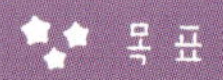 목 표

1. 생각과 감정의 관계 이해하기
2. 스트레스 상황에서 자동적 사고 찾기
3. 부정적인 자동적 사고에 담겨 있는 생각의 오류 찾기

"생각을 바꾸면 세상이 달라진다"

"세상에서 오직 한 사람만이 나를 우울하게 만들 수 있다.

그 사람은 바로 나 자신이다"

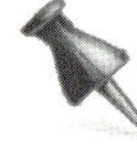 ## 모든 것은 생각하는 대로 느끼는 법

누구나 한 번쯤 불안하고 우울한 기분을 느낍니다. 이런 감정이 왜 나타날까요?

우리는 흔히 "○○ 때문에 우울하다", "○○ 때문에 스트레스받는다"는 말을 자주 합니다. 그러나 인지행동치료에서는 우리의 기분을 불쾌하게 만드는 것은 어떠한 상황이나 사람이기보다는 그것을 바라보는 우리의 "생각"이라고 설명합니다. 우리의 부정적인 생각이 부정적인 감정이나 행동을 낳는다고 가정합니다. 즉, 우리는 생각하는 대로 느끼며, 우

리에게 일어난 일을 어떻게 생각하느냐에 따라서 기분이 좋아질 수도, 나빠질 수도 있다는 것입니다.

3회기에서 배운 생각-감정-신체반응-행동의 상호작용 그림을 떠올려 보세요(워크북 119페이지). 지난 회기에서 우리는 복식호흡을 통해 스트레스 반응으로 나타나는 신체증상을 조절하는 방법을 배웠습니다. 그리고 과제를 하면서 복식호흡을 통해 신체증상이 감소될 뿐 아니라, 머릿속에 맴돌던 생각들이 사라지고, 마음도 안정되고 편안해지는 것을 느꼈습니다. 이렇듯 생각-신체반응-행동은 서로 관련을 맺고 있어서, 어느 한 가지 요소를 다루면 다른 요소들도 함께 영향을 받는다는 것 또한 알게 되었을 것입니다.

인지행동치료에서는 주로 생각하는 방식을 변화시킴으로써 감정, 신체반응 및 행동의 변화를 이끌어내고자 합니다. 인지행동치료의 주된 목표는 다음과 같습니다.

> 1. 생각이 부정적 감정과 행동 및 신체반응에 미치는 영향을 이해하고,
> 2. 부정적인 생각에 담긴 오류들을 찾으며,
> 3. 이를 타당한 생각으로 바꿔 긍정적인 변화를 유도한다.

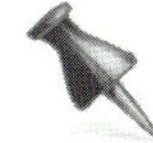 스트레스 상황에서 떠오른 자동적 사고 찾기

우리는 하루에도 많은 생각들을 하며 살아갑니다. 그런데 이러한 생각들에도 종류가 있어서 우리는 때로 의도하지 않았는데도 어떤 생각들이 자동적으로 머릿속을 스쳐 지나가는 것을 발견합니다. 인지행동치료에서는 이처럼 순간적으로 떠오르는 생각들을 **자동적 사고**라고 합니다. 그러나 자동적 사고는 말 그대로 어떤 상황에서 "자동적"으로 나타났다가 사라지기 때문에 이것을 알아차리지 못할 때도 있습니다. 많은 사람들이 "갑자기 우울해졌다", "눈물이 나는데 그 이유를 모르겠다"고 말하는 이유도 바로, 그러한 감정을 일으킨 자동적 사고를 자각하지 못하기 때문입니다.

다음의 사례를 보면서 자동적 사고를 찾아봅시다.

소심하고 매사에 자신이 없었던 나불안 씨는 수차례 실패 끝에 어렵게 취업에 성공했습니다. 취업 후 긴장 속에서 하루하루를 보내고 있던 나 씨는 회사 내의 중요한 프로젝트에 참여하게 되었습니다. 그러던 어느 날 회사 간부들이 모두 참여하는 회의에서 어쩔 수 없는 사정으로 인해 선배들을 대신하여 나 씨가 프로젝트 진행과 관련된 발표를 하게 되었습니다. 발표가 결정된 순간부터 나 씨는 매우 불안해졌습니다. '잘해야 되는데…. 실수하면 어떡하지', '직원들이 날 우습게 볼지도 몰라', '괜히 발표를 잘 못해서 힘들게 들어온 회사에서 잘리면 어쩌지'와 같이 여러 생각이 순간적으로 스쳐 지나갔습니다. 그리고 심장 박동이 빨라지고, 식은땀이 나기 시작했습니다. 그 후부터는 안절부절못하고 자리에 가만히 앉아 있을 수가 없었습니다. 그러고는 너무 불안한 나머지 어렵게 들어간 회사를 그만두고 싶다는 생각까지 하게 되었습니다.

위 사례를 보면, 나불안 씨는 발표가 확정된 순간에 바로 '실수하면 어떡하지?', '바보처럼 보일 거야'라는 자동적 생각을 떠올렸습니다. 그리고 생각이 부정적으로 더 확대되면서 '잘릴지도 몰라'라는 데까지 이어졌습니다. 결과적으로 이런 생각들은 정서적(불안), 행동적(안절부절못함), 신체증상(심장 박동이 빨라짐, 식은땀)으로 이어졌습니다. 다음 표에 이것을 정리하였습니다.

1. 상황	
회사 간부들 앞에서 중요한 프로젝트에 대해 발표하는 상황	

2. 감정	감정의 정도(0~100)
불안	⇨ 90점
걱정	⇨ 90점

3. 신체증상 및	4. 행동
심장 박동이 빨라짐, 식은땀	안절부절못함

5. 자동적 부정적 생각	믿는 정도(0~100)
잘해야 되는데, 실수하면 어떡하지?	80점
직원들이 날 우습게 볼지도 몰라.	90점
발표를 잘 못했다고 회사에서 잘리면 어쩌지.	60점

앞 사례에서 회사 상사들 앞에서 발표하는 상황에서 나불안 씨의 생각, 감정, 신체반응 및 행동이 어떻게 서로 영향을 미치는지 그림으로 나타내면 다음과 같습니다. 화살표를 따라 각

요소의 상호작용을 주의 깊게 살펴보십시오.

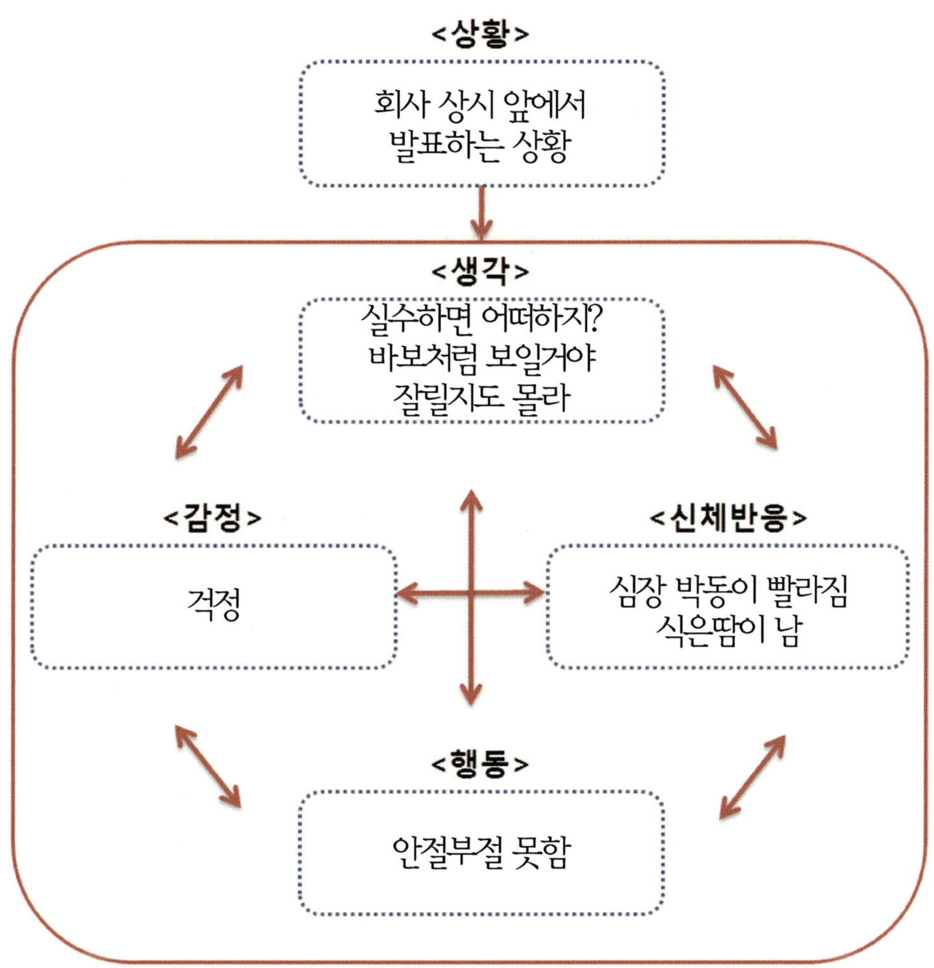

 자, 이번에는 여러분 각자의 사례를 가지고 연습해 봅시다. 최근 스트레스 상황(1)에서 감정(2)과 신체증상(3) 및 행동(4)이 어떻게 나타났는지 적어 보고, 그때 떠오른 자동적인 부정적 생각(5)이 무엇인지 찾아봅시다.

1. 상황		

2. 감정	감정의 정도(0~100)
	⇨ 점
	⇨ 점
	⇨ 점
	⇨ 점

3. 신체증상	4. 행동

5. 자동적 부정적 생각	믿는 정도 (0~100)	6. 생각의 오류 (122쪽 표를 참고하세요)
	⇨ 점	
	⇨ 점	
	⇨ 점	

생각의 오류

지금까지 우리는 어떤 상황에서 떠오른 생각(자동적 사고), 신체적 반응, 행동과 그에 따른 감정들을 살펴보았습니다. 그리고 우리의 기분은 내가 겪은 일 그 자체보다는 그 일에 대해 우리가 어떻게 생각하느냐에 따라 더 많이 좌우된다는 것을 알게 되었습니다. 즉, 같은 상황이라도 생각을 달리하면 감정도 달라집니다. 많은 경우, 상황이 나에게 스트레스를 주고 우울하게 만들기보다는 그 상황에 대한 나의 생각(해석)이 나를 우울하게 만든 것일 수 있습니다.

우울하거나 불안할 때 떠오른 생각들을 살펴보면 대부분 비논리적이고 왜곡된 경우가 많습니다. 이렇게 어떠한 상황을 해석할 때, 있는 그대로 바라보지 못하고 사실이나 의미를 왜곡하여 받아들이는 것을 **"인지적 오류"**라고 합니다. 〈스트레스 관리 프로그램〉에서 우리는 이 용어를 좀 더 쉽게 **"생각의 오류"**라고 부르기로 하겠습니다. 우리는 다양한 '생각의 오류'로 인해 보고 싶은 것만 보고, 믿고 싶은 것만 믿게 되는 경우가 많습니다.

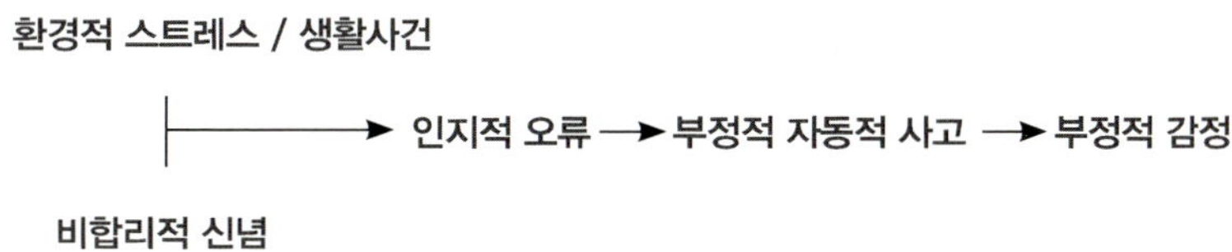

앞선 예에서, 나불안 씨가 발표를 앞두고 불안한 마음을 일으킨 자동적 사고를 찾아보았습니다. 그런데 나 씨에게 떠오른 자동적 사고에는 몇 가지 생각의 오류들이 담겨 있습니다. 나 씨가 가진 생각의 오류들 때문에 간부 앞에서 발표하는 상황을 더욱 부정적이고 비관적으로 바라보게 됩니다. 과연 나 씨가 발표에 대해 과도한 불안감을 느끼게 한 생각의 오류에는 무엇이 있었을까요?

이제부터 우리는 생각에 담긴 생각의 오류를 살펴보고, 이것을 타당한 생각으로 수정하는 연습을 할 것입니다. 생각의 오류의 종류와 내용은 다음 표에 제시되어 있습니다.

■ 〈생각의 오류〉 종류

종류	내용
흑백논리	어떤 상황을 연속적인 관점이 아닌, 성공—실패, 좋은 것—나쁜 것과 같이 양 극단으로만 보는 것입니다.
부정적 결과의 예상 부정적 결과의 예상	1. **점쟁이 예언**: 마치 점쟁이가 수정 구슬을 갖고 미래를 예언하듯이, 앞으로 어떤 부정적인 일이 일어날 것이라고 예상합니다.
	2. **파국적 예상**: 스스로 생각하기에 최악의 일이 발생하고 있다거나 발생할 것이라고 생각합니다. 나른 발생할 가능성이나 덜 부정적일 가능성은 고려하지 않습니다.
과장하기와 축소하기	자신이나 다른 사람 혹은 어떤 상황을 평가할 때, 부정적인 측면을 지나치게 강조하고, 긍정적인 측면은 최소화하는 것입니다.
지레짐작하기	실제로 "느끼는" 것이 너무 강력해서 어떤 사실이 틀림없이 진실이라고 믿는 것입니다. 그 반대의 증거는 무시하거나 고려하지 않습니다.
나쁜 이름 붙이기 (명명하기)	자신에게 혹은 다른 사람에게 어떤 반대의 증거도 생각해 보지도 않은 채 확고하고도 포괄적인 부정적 명칭을 붙여 버립니다.
자기 탓으로 돌리기	자신이나 다른 사람의 행동에 대해서 좀 더 타당한 설명을 고려하지 않고, 자신이 전적으로 책임질 일이 아닌데도, 문제(상황)의 원인이 자신에게 있다고 생각합니다.
색안경 끼고 보기	전체를 보지 않고 부정적인 하나의 세부 사항에만 지나치게 집중하면서 결론을 내립니다.
독심술	상대방의 생각이나 의도, 마음을 알고 있다고 믿습니다. 다른 사람이 생각하고 있는 것이 다른 것일 수도 있음에도 그런 가능성은 무시하고 확인하려는 노력을 안 합니다.
지나친 일반화	현재 상황을 훨씬 넘어서는 광범위한 부정적인 결론을 내립니다.
당위진술 (강박적 부담)	자신이나 다른 사람들에 대해서 엄격하고 고정된 생각이나 기준을 가지고 있으면서, 그러한 기대에 미치지 못하는 것을 지나치게 부정적으로 평가합니다.

이제 다시 120페이지로 돌아갑시다. 각각의 자동적 사고에 담긴 생각의 오류는 무엇일까요? 위의 〈생각의 오류〉 표를 참고하여 부정적인 자동적 사고에 숨어 있는 오류들을 찾아봅시다.

여러분은 오늘부터 과제를 통해 스트레스 상황에서의 자동적 사고를 찾고, 이러한 부정적인 자동적 사고에 포함된 생각의 오류를 찾는 연습을 할 것입니다. 이 과제를 통해서 여러분은 습관적으로 많이 범하는 생각의 오류에는 어떤 것이 있는지, 그 양상을 알게 될 것입니다. 그리고 그러한 생각의 오류들이 여러분의 기분에 어떤 영향을 미치는지도 확인하게 될 것입니다.

한편, 생각의 오류는 몇 가지 특성이 있습니다. 아래에 제시된 특성을 고려하여 과제기록
지를 작성하면 도움이 될 것입니다.

■ '생각의 오류'의 특성

① 한 가지 생각에도 여러 가지 생각의 오류가 포함되어 있다.

② 어떤 감정에는 주로 관련된 특정한 생각의 오류들이 있다.

③ 어떤 사람이 자주 범하게 되는 생각의 오류가 있으며, 그 종류에 따라 그 사람의 전
   반적인 성향이나 특성이 달라질 수 있다.

▶ 과제 ◀

1. 스트레스 상황에서 자동적 사고, 생각의 오류 찾기(177~179페이지)
2. 복식호흡 연습하기(180페이지)

5회기.
스트레스를 만드는 생각 바꾸기: 생각의 오류 비켜!

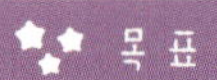

1. 생각의 오류가 포함된 자동적 사고를 타당한 생각으로 바꾸기
2. 생각 바꾸기를 통한 감정의 변화를 경험하기

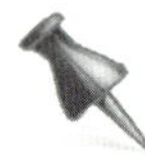

'생각 바꾸기' 기법

　'생각 바꾸기' 기법은 스트레스 상황 자체를 바꾸는 것이 아니라 상황에 대해 우리가 생각하는 방식을 바꿈으로써 정서적·행동적·신체적 변화를 이끌어내는 방법을 말합니다. 이 기법은 단순히 부정적인 생각을 없앰으로써 기분을 좋게 하는 것과는 다릅니다. 실제로 여러분 대부분은 어떤 생각을 없애려고 하면 할수록 그 생각이 더 강하게 떠오르는 것을 경험하셨을 겁니다. 이 시간에 우리는 부정적인 생각을 떨쳐버리려고 애쓰기보다는 그 생각을 충분히 검토하고, 비현실적이거나 지나치게 부정적인, 혹은 비합리적인 생각을 찾아서 타당한 생각으로 바꾸는 연습을 하게 될 것입니다. 이 과정을 통해 여러분은 생각을 바꿈으로써 자신을 힘들게 했던 감정들이 줄어드는 것을 경험하게 될 것입니다.

■ **타당한 생각이란?**

① 타당한 생각은 긍정적이면서도 현실적입니다. 그렇기 때문에 부정적인 생각을 단순히 회피하거나 억지로 좋은 생각을 하면서 없애려고 하는 것과는 다릅니다.

② 효과적인 타당한 생각은 정말 그렇게 믿어지는 것입니다. 따라서 타당한 생각을 하게 되기까지는 시간과 충분한 연습이 필요합니다. 처음부터 잘 되지 않는다고 포기하지 마시고 반복해서 연습하다 보면 자연스럽게 타당한 생각을 하게 될 것입니다.

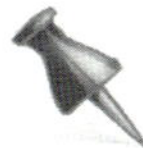 ## "생각 바꾸기"는 왜 해야 할까?

스트레스를 받아 우울하거나 불안할 때 우리는 감정에 사로잡혀서 끊임없이 그 사건을 떠올리면서 더 괴로워하는 악순환을 겪거나, 아니면 아예 그것을 애써 잊으려 노력합니다. 어쨌든 이러한 모든 행동은 그 감정을 나름대로 해소해보려는 시도라고 볼 수 있습니다.

그러나 우리가 여기서 한 가지 기억할 것은, 어떠한 상황에서 우리가 느끼는 '감정'이라는 것은 실제 사실과 다를 수 있다는 점입니다. 예를 들어 밤늦게 집에 돌아와 현관문을 열었을 때 불이 꺼져 있는 거실을 보면서 여러분은 어떤 기분이 들겠습니까? 덜컥 겁이 날까요? 아니면 고요하고 편안한 느낌일까요? 아니면 적막하다고 느끼며 외로운 마음이 들까요? 어떤 사람은 특별히 별 느낌 없이 방안으로 성큼성큼 걸어갈지도 모릅니다.

때로는 순간의 성급한 판단이나 착각으로 화가 나거나 우울하거나 불안할 수 있습니다. 그러나 이런 상황에서 우리는 그 상황을 바라보는 나의 생각이 과도하게 부정적이거나 비현실적이거나, 혹은 지나치게 감정적이어서 오히려 문제가 된다는 생각을 하지 못합니다.

여러분은 아마 오랫동안 습관적으로 해오던 생각들에 익숙해졌기 때문에 생각을 고쳐야 할 필요성은 느끼지 못했을 것입니다. 혹은 생각을 바꾸고 싶어도 어떻게 해야 할지 모르거나, 생각을 바꾸는 것 자체가 쉽지 않을 수 있습니다. 반대로 스트레스 상황에서 나도 모르게 생각을 바꾸어 마음을 다스리기를 하지만 이런 과정이 부지불식간에 이루어져 스스로 인식하지 못하는 경우도 있습니다.

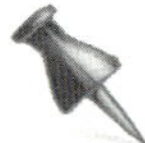 ## "생각 바꾸기"는 언제 사용할까?

실제로 우리가 경험하는 스트레스 중에는 우리가 통제할 수 없는 것도 많이 있습니다. 여기서 통제할 수 없는 상황이란, 상황 자체를 바꿀 수 없거나, 이미 지나간 일이라서 되돌릴 수 없는 경우, 혹은 천재지변과 같이 예상치 않게 갑작스레 문제가 생긴 경우 등을 말합니다. 암으로 진단받은 상황 역시 통제할 수 없는 상황 중 하나입니다. 통제할 수 없는 일을 겪게 되면 우리는 상황을 막을 수 없다는 무력감과 혼란감, 분노감, 심한 불안감을 느끼며, 심지어는 심리적인 공황상태에 빠지기도 합니다. 이처럼 어떤 일이 이미 벌어져서 상황을 바꿀 수 없을 때, 문제를 해결할 수 없을 때, 혹은 문제를 해결했지만 여전히 해결되지 않은 감정들로 어려움을 느낄 때 "생각 바꾸기"는 감정을 다스릴 수 있는 좋은 방법입니다.

■ 생각 바꾸기를 하면 도움이 되는 상황

① 상황을 바꿀 수 없을 때

② 문제를 해결할 수 없을 때

③ 어떤 상황에서 건강하지 못한 감정을 느낄 때

이 시간에는 한 번에 부정적인 생각을 타당한 생각으로 고치기보다 다음과 같이 스스로에게 몇 가지 질문을 하고, 스스로 답함으로써 생각 바꾸기를 연습해 나갈 것입니다.

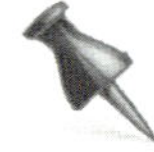 ## "생각 바꾸기"의 방법: 나에게 묻기

생각의 오류가 담긴 자동적 사고를 수정하기 위해 다음과 같은 질문에 차례로 답해볼 수 있습니다. 지난 시간 과제로 해 오셨던 생각의 오류 중 한 가지를 떠올려보십시오. 그리

고 다음과 같은 물음에 하나씩 답해 봅시다.

■ '생각 바꾸기'를 위한 기본적인 5가지 질문들

① 이러한 생각을 지지하는 실제 증거는 무엇인가?

② 이러한 생각이 항상, 언제나 진실인가? 이러한 생각이 일어날 확률은 얼마나 되는가?

③ 다른 가능한 해석은 무엇인가?

④ 당신의 친구가 같은 상황에 처했다면 어떻게 이야기하겠는가?

⑤ 이러한 생각이 당신에게 도움이 되는가?

위의 질문들에 답함으로써 생각을 검증하고 생각의 오류가 담긴 부정적인 자동적 생각을 타당한 생각으로 바꿀 수 있습니다. 이제부터 어떤 부정적 생각이 자동적으로 떠올랐을 때 생각의 오류를 발견했다면 마치 **거울 속의 나에게 말하는 것처럼** 마음의 대화를 통해 스스로에게 위와 같이 묻고 답해 보십시오.

다음은 발표를 앞둔 나불안 씨가 스스로에게 질문을 던지면서 생각을 바꾸는 과정입니다.

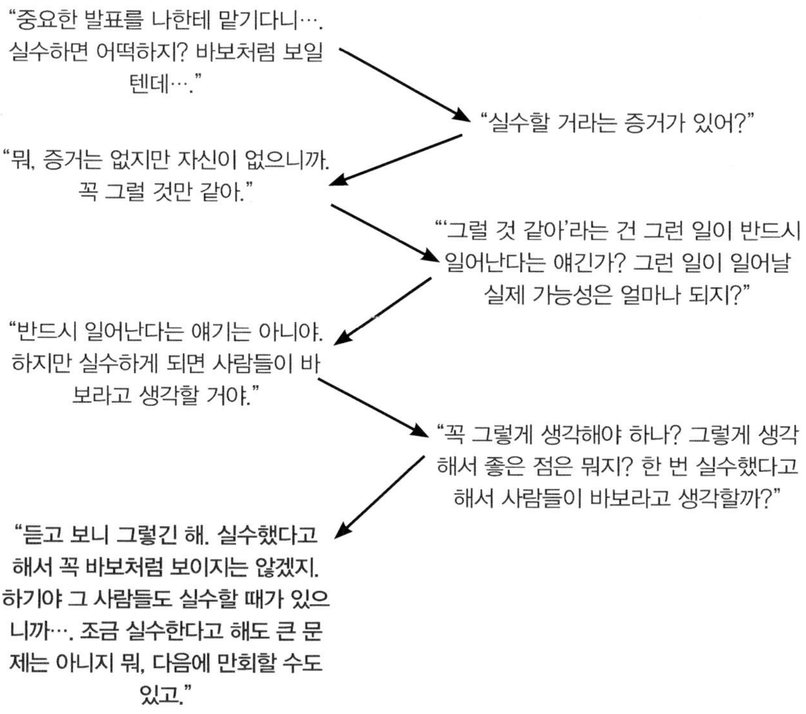

자동적인 사고에 담겨 있는 생각의 오류가 무엇이냐에 따라 그에 맞는 질문을 통해 타당한 생각으로 바꿀 수 있습니다. 생각을 바꾸기 위해 스스로에게 던질 중요한 질문들은 다음과 같습니다.

■ 생각의 오류에 따른 나에게 묻기

생각의 오류	나에게 묻기
당위성 진술	• 누가 정한 규칙인가? • 내가 생각한대로 되지 않았을 때는 어떤 일이 벌어질까? • 다른 사람도 그렇게 생각할까? → 대안: "그럴 수도 있지"라는 말로 바꾸어 본다.
지레짐작	• 정말로 그런가? • 그렇게 생각하는 증거는 무엇인가? • 다른 이유는 없을까?
부정적 결과의 예상	• 실제로 어떤 일이 일어날까? • 실제로 그런 일이 벌어질 가능성은 몇 퍼센트나 될까? • 그렇다면 좀 더 현실적인 생각은 무엇일까?
나와 관련짓기	• 다른 이유는 없을까? → 대안: 여러 가지 이유들을 생각해보고, 각각의 이유들이 기여한 정도를 퍼센트로 나눠 본다.

나쁜 이름 붙이기	• 항상 그런 것인가? • 그 단어의 정의는 무엇인가? • 다르게 표현하면 어떻게 말할 수 있을까? → 대안: 조금 완화된 표현이나 긍정적인 표현으로 바꿔 본다.
흑백논리	• 기대에 미치지 못하더라도, 몇 점을 줄 수 있을까? → 대안: "그래, 하지만…"으로 말을 바꾸어 본다. 동전은 양면이 있다는 것을 떠올린다. 잃은 것이 있다면 얻은 것이 무엇인지 생각해 본다. 좋은 면과 나쁜 면을 모두 생각해 봄으로써, 당신이 할 수 있는 것을 변화시키고 할 수 없는 것은 받아들임으로써, 궁극적으로 다양한 측면을 바라볼 수 있게 된다.

지난 시간 과제를 보십시오. 이제 그중에서 몇 가지를 골라 부정적인 자동적 사고를 타당한 생각으로 바꿔 보겠습니다. 그리고 집단 구성원들과 함께 이야기를 나누면서 피드백을 받아봅시다.

〈사고기록지〉는 여러분이 스트레스를 받은 상황에서 떠오른 자동적 사고의 타당성을 모니터링하고, 이를 타당한 생각으로 바꾸도록 하는 데 도움이 되도록 고안된 것입니다.

〈사고기록지〉의 작성 방법은 다음과 같습니다.

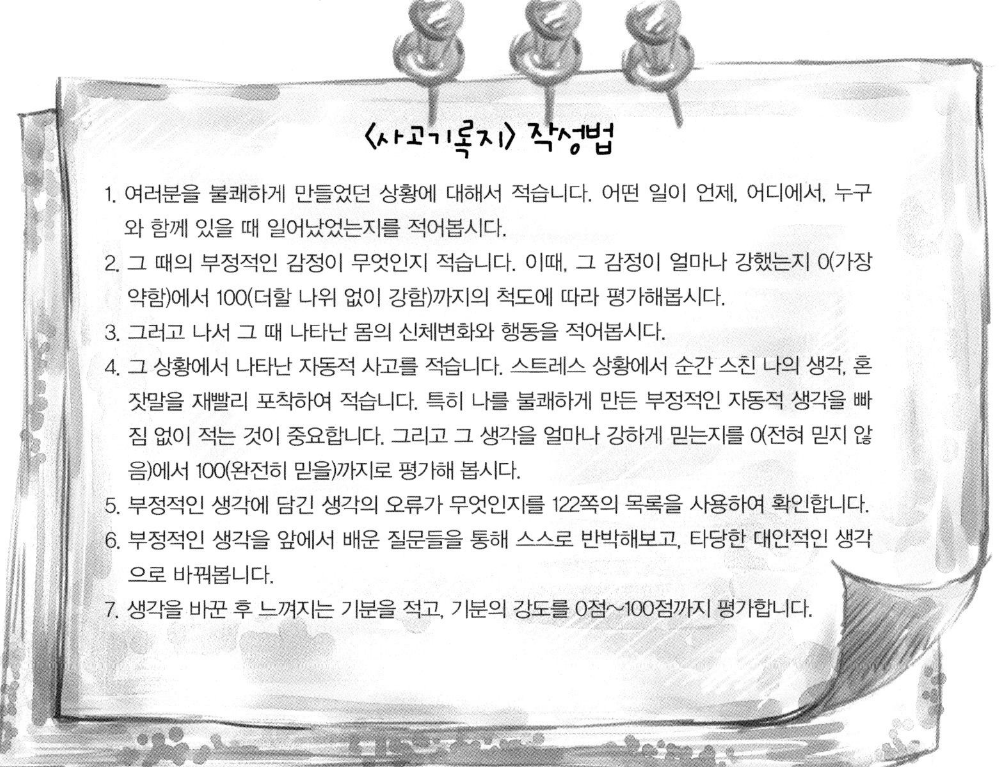

1. 상황
오늘 아침 회진 시간에 의사의 표정이 어둡다.

2. 감정		감정의 정도(0~100)
불안	⇨	80점
절망감	⇨	70점
우울	⇨	20점
	⇨	점

3. 신체증상	4. 행동
쿵쿵 가슴 뛴다. 몸에 힘이 쫙 빠짐.	안절부절못함

5. 자동적 부정적 생각	믿는 정도 (0~100)	6. 생각의 오류 (122쪽 표를 참고하세요)
어떡하지, 어제 검사 결과가 안 좋나봐….	⇨ 100점	점쟁이 오류, 지레짐작, 흑백논리
어쩐지 요 며칠 몸이 좀 안 좋은 거 같더니….	⇨ 90점	지레짐작, 과장하기와 축소하기
열심히 치료받아도 소용없네.	⇨ 60점	지나친 일반화

↓

7. 타당한 생각
하기야 표정만 보고 어떻게 알아. 선생님이 직접 결과가 안 좋다고 말해 준 것도 아니고. 정말 결과가 좋지 않았으면 회진 때 얘기했겠지. 선생님이 요즘 좀 피곤해 보이긴 했어. 다른 이유가 있을 거야. 오늘 컨디션이 별로일 수도 있고…. 설사 결과가 좋지 않다고 하더라도, 일시적으로 수치가 낮아질 수도 있는 거니까…. 뭐 정 걱정되면 검사 결과가 어떤지 물어보면 되지.

↓

8. 생각을 바꾼 후의 감정		감정의 정도(0~100)
불안	⇨	20점
우울	⇨	0점
힘이 남	⇨	50점

【사고기록지】

1. 상황

2. 감정	감정의 정도(0~100)
	⇨ 점
	⇨ 점
	⇨ 점
	⇨ 점

3. 신체증상	4. 행동

5. 자동적 부정적 생각	믿는 정도 (0~100)	6. 생각의 오류 (122쪽 표를 참고하세요)
	⇨ 점	
	⇨ 점	
	⇨ 점	

↓

7. 타당한 생각

↓

8. 생각을 바꾼 후의 감정	감정의 정도(0~100)
	⇨ 점
	⇨ 점
	⇨ 점

▶ 과제 ◀

1. 스트레스 상황에서 나의 생각의 오류를 찾아 타당한 생각으로 바꾸기(181~184페이지)

2. 복식호흡 연습하기(185페이지)

6회기.
대처기술 익히기 및 분노 조절하기: 나도 무기가 있다고!

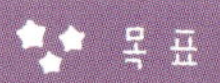 목표

1. 대처의 정의를 이해하고, 그 종류 익히기
2. 자신의 스트레스 대처 방식을 확인하고 효과적인 대처법 훈련하기
3. 분노 조절하기

☑ 확인해 봅시다!

자, 먼저 여러분이 화가 나거나 불안하고 우울한 경우와 같이 스트레스를 받는 상황에서 주로 어떻게 행동하는지 다음의 목록 중 O 표시 해보세요.

잠을 잔다.	대화를 나눈다.	소리 지른다.
조언을 구한다.	음악을 듣는다.	무언가를 먹는다.
다른 생각을 해서 되도록 잊으려고 한다.	아무 일도 없었던 것처럼 행동한다.	운다.
말을 안 한다.	다른 사람을 만나서 수다를 떤다.	그 일에 대해 계속해서 생각한다.
팔자려니 생각한다.	혼자 있는다.	되도록 상황을 좋게 보려고 애쓴다.
기타: _______________		

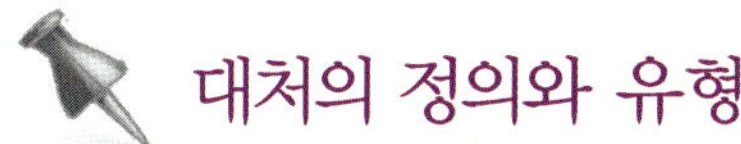
대처의 정의와 유형

"대처"는 스트레스 상황에서 개인적·대인관계적 문제를 해결하기 위한 개인의 노력입니다. 대처는 건설적 대처와 비건설적 대처로 크게 나눌 수 있으며, 건설적 대처는 다시 문제 중심적 대처와 정서 중심적 대처로 나눌 수 있습니다.

(1) 건설적 대처의 유형

건설적인 대처는 적응적이고, 효율적입니다. 다음의 경우에 문제 중심적인 대처와 정서 중심적인 대처가 건설적 대처로 사용될 수 있습니다.

■ 문제 중심적 대처

우리는 4회기부터 줄곧 부정적인 자동적 사고에 있는 생각의 오류를 찾고, 수정하는 방법을 배웠습니다. 이것을 **'인지적 재구성'**이라고 합니다. 그런데 이런 방법은 상황 자체를 바꿀 수 없을 때 스트레스에 대처하기 위해 사용하는 것입니다. 이와는 반대로 문제 중심적 대처는 우리가 스트레스 요인 자체를 통제하고 변화시킬 수 있을 때 도움이 됩니다. 문제 중심적 대처의 예로는 다음과 같은 것이 있습니다.

환경조절	치료에 대한 정보 얻기
일상 활동 스케줄 조절	암과 관련된 식이습관 수정하기
건강 문제에 대한 의사결정하기	목표 세우기

■ 정서 중심적 대처

정서 중심적 대처는 스트레스 상황에서 경험하는 감정적인 반응을 조절하는 것을 말합니다. 세상에는 우리가 통제할 수 없는 상황, 이미 시간이 지나서 다시 돌이킬 수 없는 상황, 혹은 현재에도 진행 중이지만 변화가 불가능한 스트레스도 역시 있습니다. 이렇게 변화가 불가능한 스트레스를 다룰 때 정서 중심적 대처가 도움이 됩니다. 정서 중심적 대처의 예로는 다음과 같은 것이 있습니다.

사회적 지지 구하기	TV 보기	감사 일기 쓰기	기도하기
전화로 수다 떨기	인터넷 검색하기	음악 듣기	봉사활동
외식하러 나가기	운동	웃기	글쓰기
책 읽기	생각 바꾸기 (인지재구성)	이완	애완동물 키우기

■ 문제 중심적 대처와 정서 중심적 대처를 함께 사용하기

문제 중심적 대처와 정서 중심적 대처 전략을 함께 사용하면 매우 효과적일 수 있습니다. 예를 들어, 주치의와 면담을 기다리면서 다소 긴장이 된다면, 대기하는 동안 복식호흡이나 음악 듣기 등 마음을 진정시키는 활동을 함으로써 우리 몸의 긴장 수준을 낮추고, 궁금한 것을 미리 메모지에 적어둔다면, 진료를 받으면서 보다 편하게 메모한 내용을 보면서 질문할 수 있어 자신에게 필요한 정보를 얻을 수 있을 것입니다. 여기서 복식호흡이나 음악 듣기 등은 ‘정서 중심적 대처’라고 할 수 있고, 질문할 것을 미리 메모하는 것은 ‘문제 중심적 대처’라고 할 수 있습니다. 이렇듯 스트레스 상황에서 다양한 건설적인 대처 전략을 사용하는 것은 우리의 몸과 마음의 건강에 매우 도움이 될 것입니다.

(2) 비건설적 대처의 유형

비건설적 대처는 간접적이며 덜 효과적입니다. 우리는 보통 스트레스 상황에서 습관적으로 하는 행동이나 자동적인 반응을 하게 되는데, 이것이 때로는 비건설적인 대처가 되는 경우가 많습니다. 건설적 대처와 마찬가지로, 아래와 같이 문제 중심적인 대처와 정서 중심적인 대처가 사용될 경우 비건설적 대처라고 할 수 있습니다.

■ 문제 중심적 대처

비건설적 문제 중심적 대처의 가장 대표적인 것은 ‘회피’하는 것입니다. 회피는 다시 행동적 회피와 인지적 회피로 나눌 수 있습니다. 어떤 유형이든지 문제를 회피하는 것은 그 순간에는 스트레스에서 벗어나게 해 주는 것 같지만 문제를 완전히 해결해 주지는 못하기 때문에 어느 순간 다시 문제가 될 것입니다.

　– 행동적 회피: 불편하게 하는 사람, 장소, 활동 자체를 피하는 것

　– 인지적 회피: 문제를 완전히 부인하거나 문제로부터 주의를 돌리는 것

■ 정서 중심적 대처

비건설적인 정서 중심적 대처는 다음과 같이 순간의 기분을 바꾸기 위해 하는 사람들을 말합니다. 그러나 이것이 문제가 되는 이유는 그 행동자체가 다른 이차적인 문제를 야기하거나, 스트레스 상황을 악화시키거나, 혹은 반복적으로 그러한 상황에 놓이게 하기 때문입니다.

흡연	폭식
무력감 혹은 절망감 느끼기	음주
위험한 행동하기	약물 남용

나의 대처유형

여러분이 스트레스 상황에서 취하는 대처방식이 어디에 속하는지를 한눈에 알아보기 위해 다음 표를 내용에 맞게 채워 보십시오.

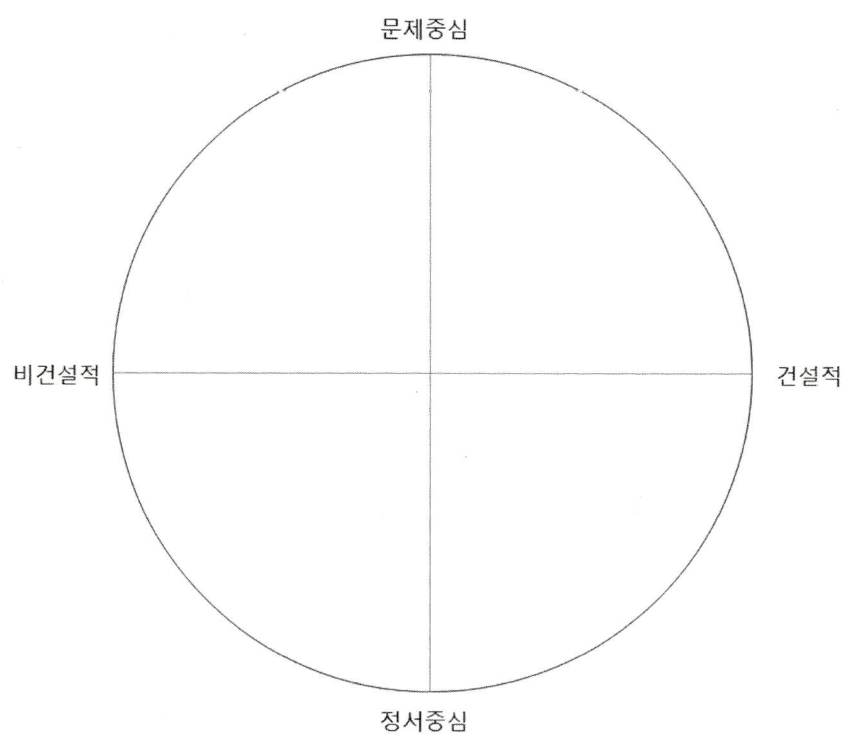

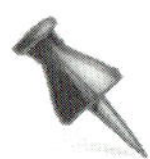 ## 효과적인 스트레스 관리를 위한 전략

외부로부터 위협을 느끼는 순간 우리의 몸은 자율신경계를 통해 위험으로부터 방어하기 위한 준비를 하듯이, 우리 마음도 좀 더 효과적이고 효율적으로 스트레스를 해소하기 위한 노력이 필요합니다. 이를 위해서는 현재 여러분이 직면한 문제의 특성을 파악하고, 그에 맞게 대처를 하는 것이 중요합니다. 아래 그림은 스트레스 관리 전략을 간단한 도식으로 표현한 것입니다.

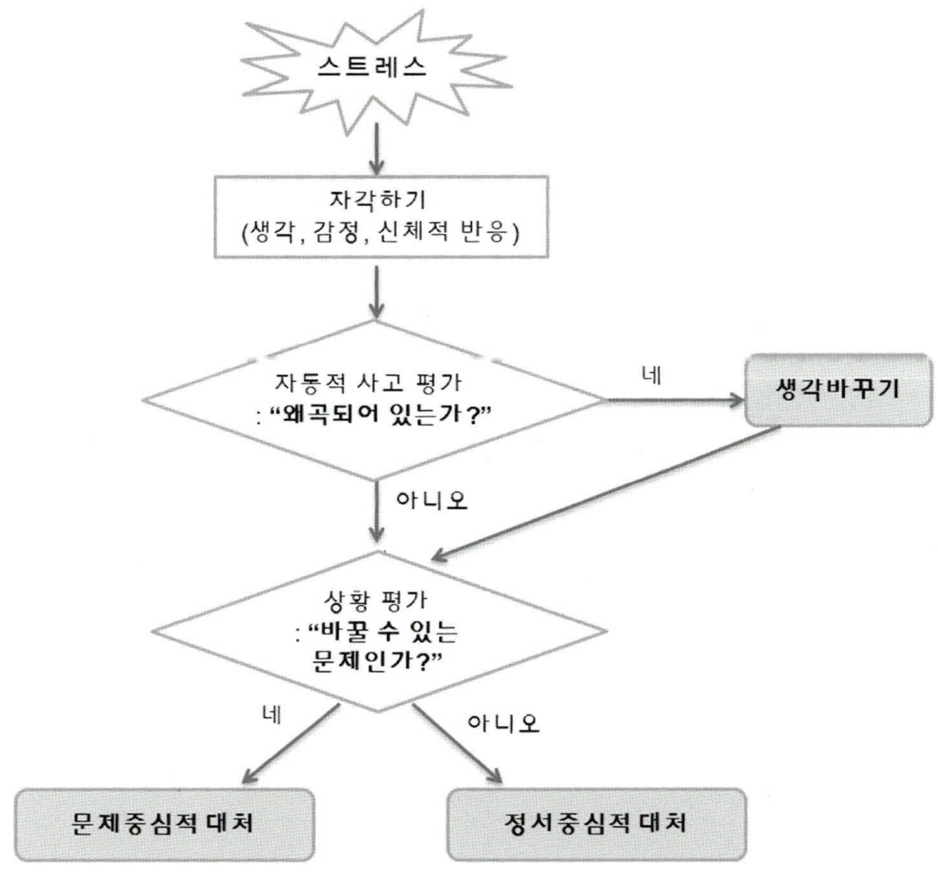

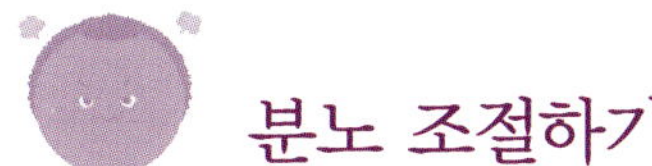 ## 분노 조절하기

모든 감정은 그 나름의 기능을 갖고 있습니다. 따라서 '기쁨'이나 '즐거움'과 같은 긍정적이라고 생각되는 감정뿐만 아니라 '분노', '슬픔', '공포'와 같은 감정들 역시 적절한 상황에서 나타나는 것은 우리의 생명을 보호하고 삶을 보다 윤택하게 만드는 데 필수입니다. 예를 들어, 만약 어린 아이가 사납게 으르렁거리는 개를 보면서 그저 좋아하며 다가간다면 어떤 일이 벌어질까요? 이때 약간의 두려움과 불안을 느끼는 아이는 개에게 다가가기보다는 멈칫하며 거리를 두게 될 것입니다. 이런 행동은 아이가 자칫 위험에 빠질 가능성을 낮추는 역할을 합니다. 이렇듯 부정적인 감정 역시 적절한 시기에 적당한 정도로 느꼈을 때에는 외부의 위협으로부터 우리를 보호하는 중요한 역할을 합니다.

이번 시간에는 부정적인 감정 중에서도 '분노'에 대해 이야기해 보겠습니다.

여러분은 화가 났을 때 어떻게 하시나요? 어떤 사람은 화가 나도 되도록 참으며 속으로 삭입니다. 또 어떤 사람은 순간 버럭 화를 잘 내서 다혈질이라는 말을 종종 듣는다고 합니다. 어떤 사람은 화가 나면 좀처럼 마음이 풀리지 않아 며칠씩 간다고 합니다. 언뜻 보기에 분노는 우리에게 좋은 영향을 주는 감정은 아닌 것 같아 되도록 분노를 느끼지 않고 살면 좋겠다는 생각을 할 수도 있습니다. 그렇다면 분노를 느끼는 것이 우리에게 어떤 도움이 될까요? 다른 부정적인 감정과 마찬가지로 분노 역시 인간에게 도움이 되는 감정 중 하나입니다. 예를 들어 사랑하는 사람이 다른 사람에게 이용당하거나 생명의 위협을 받고 있는 상황에서 기쁨을 느낀다면 그 사람이 계속 이용당하도록 지켜볼지도 모릅니다. 그러나 우리는 이런 상황에서 '분노'하기 때문에 어떤 행동을 함으로써 소중한 사람을 지킬 수 있는 것입니다. 즉, 분노는 잘못된 것을 고쳐 보다 나은 상태로 개선될 수 있도록 우리로 하여금 어떤 행동을 하게끔 만드는 힘이 있습니다.

여기서 중요한 것은, **분노와 공격성을 구분하는 것**입니다. 화나 분노는 일종의 감정으로, 화가 나고 분노를 느끼는 것은 괜찮습니다. 그러나 공격성은 화나 분노를 밖으로 표출하는 것으로, 부적절하게 표현된 공격성은 바람직하지 않습니다. 따라서 우리는 분노를 느끼되, 이것을 적절하게 표현하는 방법을 배워야 합니다.

우리는 평소에 얼마나 자주 분노를 느낄까요? 암에 걸린 것을 알게 되었을 때, 누구라도 한 번쯤은 '왜 하필 나지?', '나보다 더 관리도 안하고, 나쁜 짓도 많이 한 사람들도 멀쩡히 건강하게 잘 살던데'와 같은 분노가 담긴 생각들을 한 번쯤은 해보셨을 것입니다. 때로는 예민해져서인지 평소와 달리 작은 일에도 쉽게 화가 나거나, 상황에 맞지 않게 또는 의도와는 달리 분노가 과격하게 표현되는 경우도 있었을 것입니다. 가족에게 갑자기 짜증을 낸다거나, 예전과는 다르게 상대방의 말에 비꼬는 식의 반응을 보이는 것처럼 말이죠. 이런 반응은 당연히 좋지 않은 결과로 이어질 수 있습니다. 우리의 지나친 분노 반응에 상대방 역시 분노를 느껴 더 큰 싸움으로 번질 수도 있고, 그 사람과의 관계가 멀어질 수도 있습니다. 또한 화를 내고 난 후, 내 자신이 화를 냈다는 사실에 대해 죄책감을 느낄 수도 있습니다. 그 결과 우울해질 수도 있겠죠. 이렇게 서툴게 표현된 분노는 그것으로 끝나는 것이 아니라, 부수적인 문제를 야기할 수 있기 때문에 조심할 필요가 있습니다.

분노를 느낄 때, 우리에게는 세 가지 해결 방법이 있습니다.
① 표현하기
② 참기
③ 진정시키기

한 가지 방법만을 계속 사용하기보다는, 위 세 가지 방법을 적절히 활용하는 것이 좋습니다. 더불어 효과적으로 분노를 관리하기 위해서는 아래 제시된 3단계를 따라 차례대로 하는 것이 중요합니다.

1단계: 나를 알자! – 현재 나의 감정은?

현재 나의 상태를 정확하게 확인하는 것이 무엇보다 중요합니다. 감정은 여러 측면으로 나타날 수 있기 때문에 나의 현재 감정 상태를 확인하기 위해서는 감정 자체뿐만 아니라 생각, 신체반응 및 행동과 같은 감정의 다양한 측면 역시 살펴볼 필요가 있습니다. 그러나 때때로 우리는 우리의 감정을 잘 알아채지 못할 때도 있습니다. 감정이 우리 마음 깊은 곳으로 숨을 때가 있기 때문입니다. 그럴 때는 "너 화난 것 같아", "요새 들어 짜증을 잘 내는 것 같아"라는 타인의 피드백이 우리의 감정 상태를 잘 반영해 준다고 할 수 있습니다.

2단계: 분노의 원인 찾기 – 이 많은 분노는 어디서 온 것인가?

분노는 우리가 부당함을 느낄 때 그런 부당함을 안겨 준 대상, 장소, 특정 상황에 대해 경험할 수 있습니다. 대상은 항상 사람일 필요는 없습니다. 종교가 있는 분은 암에 걸린 후 '신'에게 분노를 느낄 수도 있습니다.

분노가 우리 자신의 문제인지, 아니면 외부의 무엇(사람, 장소 등)으로부터 생긴 것인지 확인할 필요가 있습니다. 분노의 원천이 어디에 있는지 정확히 확인하는 것은 문제해결에 결정적인 역할을 하기 때문에 매우 중요합니다.

3단계: 문제해결 vs. 분노완화

마지막 단계는 분노감을 해소하는 것입니다. 분노를 해소하는 것은 두 가지 방식이 있습니다. 하나는 직접적으로 분노의 원인을 없애거나 완화시키는 것(직접적인 문제해결)이고 다른 하나는 우리 마음을 다스리는 것입니다.

만약 분노의 원인이 쉽게 확인된다면 우리는 문제 중심적 대처를 사용할 수 있을 것입니다. 원인을 확인할 수 있다면 다음과 같은 가능성을 생각함으로써 분노를 해소할 수 있습니다.

- 분노가 다른 사람과 관련되어 있는가? 그 사람은 누구인가?
- 내가 이 상황에서 분노를 느끼는 것이 타당한 것인가? 나는 부당하게 대우받았는가?
- 의사소통을 통해 문제를 해결할 수 있는가?

그러나 분노 원인을 확인할 수 없다면 다른 방법을 사용해야 하는데, 그것은 바로 정서 중심적인 대처입니다. 명심하십시오. 여러분은 상황을 바꿀 수는 없지만 분노하지 않을 수는 있습니다. 분노는 선택입니다. 우리는 다음 방법들을 통해 분노를 조절할 수 있습니다.

- 생각 바꾸기

이미 여러 차례에 걸쳐 우리는 자동적 사고를 긍정적인 생각으로 바꾸는 연습을 했습니다. 사건의 긍정적인 측면을 부각시키고, 생각을 바꿈으로써 분노를 완화시킬 수 있습니다.

– 복식호흡하기

화가 나면 심장이 빨리 뛰고 호흡이 가빠집니다. 복식호흡을 통해 긴장된 몸을 진정시키십시오. 일단 몸이 진정이 되고 나면 마음의 분노 역시 가라앉을 수 있습니다.

– 긍정적인 생각하기

즐겁고 재미있는 생각을 함으로써 주의를 분산시키는 것 역시 분노 완화에 도움이 됩니다.

– 운동하기

운동이나 춤과 같은 활동을 하십시오. 이는 우리를 신체적으로 건강하게 할 뿐만 아니라 정신적으로도 행복감을 증진시킬 것입니다.

분노 조절하기
아래 기록지를 통해 단계적으로 분노를 다루는 연습을 해 봅시다.

1. 상황

2. 감정	감정의 정도(0~100)
	⇨ 점
	⇨ 점
	⇨ 점

3. 행동	4. 신체반응

5. 생각	6. 생각의 오류 (122쪽 표를 참고하세요)

Q: 문제를 해결할 수 있는가? → 해결할 수 있다: A로 가시오. 해결할 수 없다: B로 가시오.

【예시】

가능한 방법들	사용 결과	우선순위
예) 대화하기	분노 감소	1
예) 그 사람과 만나지 않기	분노 감소, 대인관계 축소	5

가능한 방법들	사용 결과	우선순위

【예시】

가능한 방법들	사용 결과	우선순위
예) 복식호흡	분노 감소	1
예) 생각 바꾸기	분노 감소 긍정적 기분 증가	2

가능한 방법들	사용 결과	우선순위

만약 생각 바꾸기를 했다면 어떻게 바꿨는지 타당한 생각을 적으시오.

타당한 생각

▶ 과제 ◀

1. 일주일간 생활하면서 문제 상황에서 건설적으로 대처해보기(186페이지)

2. 분노 조절 연습하기(187~189페이지)

3. 복식호흡 연습하기(190페이지)

4. 자신의 모습이 담긴 사진 중 가장 아끼는 사진 가져오기

7회기.
외모와 신체 변화에 대처하기: 나도 여자랍니다

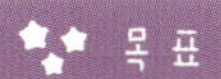

목표

1. 치료과정에서 겪은 신체변화 및 성생활에 대한 어려움 이야기하기
2. 점진적 노출 훈련을 통해 여성으로서의 자신감 증진시키기

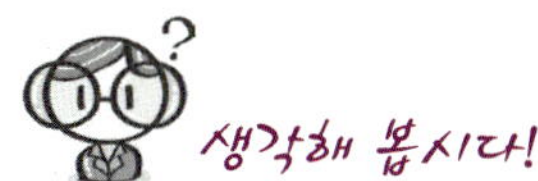

생각해 봅시다!

나의 몸과 성에 대한 자유로운 생각들

다음 문장을 읽고 생각나는 대로 적어 봅시다.

1. 암에 걸리기 전 나의 가슴은

2. 지금 나의 가슴은

3. 남편(애인)은 내 가슴을 보고

4. 사람들이 나를 보면

5. 암 진단 후 나는 여자로서

하지만,

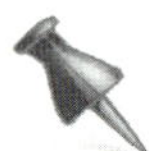 # 암이 신체 이미지와 성에 미친 영향

암환자 중에는 치료 기간, 혹은 치료가 끝난 후에도 이전과 달리 가급적 외출을 하지 않거나 모임에 나가지 않는 등 사람들을 만나는 것이 꺼려진다고 하는 경우가 많습니다. 체력적으로 예전 같지 않다고 느껴질 뿐 아니라, 왠지 모르게 나 자신이 한없이 작아져 사람들 앞에 나서는 것에 자신이 없다고 합니다. 때로는 '암환자'라는 것 사체반으로도 건강한 사람들과 다른 것 같아 자신감이 없어지고, 이전과 똑같이 생활할 수 없을 것이라는 막연한 두려움과 부담감에 마음이 무겁다고도 합니다. 그러나 이러한 모습들도 점차 시간이 지나면서 조금씩 나아져 예전의 모습을 되찾게 됩니다. 하지만 그전까지는 사람들 앞에 나서는 것에 적잖은 스트레스를 받는 것은 어쩔 수 없는 일이라며 체념합니다.

반대로 어떤 환자들은 아예 자신이 암환자라는 것을 사람들에게 비밀로 한 채, 그전과 똑같이 생활하려 애쓰기도 합니다. 행여나 사람들이 눈치챌까 봐 신경이 쓰이고, 쉽게 피곤해져 집에 오면 곯아떨어지기 일쑤입니다.

이렇듯 우리는 암환자가 되면서 생활에서 크고 작은 변화를 겪고 있습니다. 그중 하나가 바로 신체의 변화입니다. 항암 치료 과정에서의 탈모, 피부색의 변화, 절제수술로 인한 유방의 변화, 성욕의 감소와 성생활의 변화 등이 바로 그것입니다. 특히 유방은 여성성을 상징하는 중요한 신체 부위이기 때문에, 다른 암과는 달리 유방암 환자들은 수술 후 부정적인 신체 이미지를 갖거나 이로 인한 여성성 상실로 인해 큰 스트레스를 받는 경우가 많습니다. 이러한 외모의 변화는 자신감을 잃고, 사람들 앞에 나서기를 꺼리는 등 심리적인 위축감을 느끼게 하는 중요한 원인이 됩니다. 따라서 치료과정에서 나타난 신체의 변화, 그로 인한 스트레스를 파악하고, 이에 적절히 대처하는 것은 매우 중요합니다.

각 문항을 읽고, 각각에 대해 여러분이 <u>현재 스트레스받는 정도</u>를 V표 해보십시오.

	없음		중간		매우 심함
1. 탈모(민머리, 눈썹, 음모 등)	1	2	3	4	5
2. 수술 흉터	1	2	3	4	5
3. 절제수술로 모양이 바뀐 가슴	1	2	3	4	5
4. 피부와 손톱 색의 변화	1	2	3	4	5
5. 가발 쓴 모습	1	2	3	4	5
6. 항암 및 방사선 치료로 인한 붓기	1	2	3	4	5
7. 치료 과정에서의 체형의 변화(체중 증가나 감소)	1	2	3	4	5
8. 기타: _______________	1	2	3	4	5

위 문제 중에 어떤 것은 일시적으로 나타나는 것이지만, 어떤 것은 앞으로도 계속 나에게 영향을 미칠 수 있는 영구적인 변화입니다. 또 일시적인 변화라 하더라도 지금 당장은 나에게 큰 스트레스가 되기도 합니다. 또 어떤 것은 나에게 큰 스트레스라고 생각되지는 않지만, 생활에 가장 큰 변화를 가져오기도 합니다.

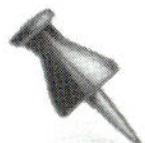 ## 신체 변화로 인한 두려움과 회피를 극복하기: 점진적 노출 훈련

먼저 아래 칸에 유방암 치료 과정에서 나타난 신체의 변화 때문에 다른 사람이 의식되거나, 신경이 쓰이고 불편하게 느껴져서 피하게 되는 상황들을 적어 봅시다. 그런 다음 가장 불편하고 불안하게 느껴지는 상황 순으로 순위를 매겨 봅니다.

상황	순위

점진적 노출 훈련은 발표 불안이나 사회 불안, 공황장애와 같이 특정한 상황에 대한 불안과 두려움이 커서 그 상황을 회피하게 되는 경우에 활용되는 치료법 중 하나입니다. 점진적 노출 훈련으로 얻을 수 있는 효과는 어떤 상황에 대해 지레짐작하며 걱정하는 일이 실제로 벌어지는지 확인해보는 과정을 통해 나의 부정적인 생각을 바꿀 수 있고, 그 과정에서 주변 사람들의 지지도 얻을 수 있습니다. 또한 서서히 일상생활로 돌아가기 위한 훈련으로 두려운 상황에서 긍정적인 경험을 통해 잃었던 자신감을 얻을 수 있습니다.

■ 점진적 노출 훈련 방법

① 가장 낮은 순위에 있는 상황부터 시작합니다.

② 지금까지 배운 스트레스 대처법(긴장 완화를 위한 복식호흡, 생각 바꾸기, 건설적인 대처 등)을 활용하여, 그 상황이 편안하게 느껴질 때까지 반복해서 노출합니다.

③ 초반에는 내가 편하게 의지할 수 있는 사람과 함께 시도해보는 것이 좋습니다.

④ 내 편이 돼서 이야기해 줄 사람에게 정서적 지지를 구합니다.

⑤ 노출했던 상황이 어땠는지 스스로 평가해보는 시간을 갖습니다.

⑥ 그 상황이 편안하게 느껴지면 다음 순위에 있는 상황에 대한 노출훈련으로 이동합니다.

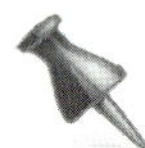# 점진적 노출 훈련을 하기 전 준비작업

(1) 노출 상황에 대한 불안과 걱정을 탐색하고, 타당한 생각으로 바꾸기

147쪽의 표에 적은 내용 중, 가장 낮은 순위의 상황을 떠올려 봅시다. 그 상황에 내가 맞닥뜨린다고 생각했을 때, 어떤 마음이 드십니까? 다음 빈 칸에 적어 봅시다.

<table>
<tr><td colspan="4">1. 상황

</td></tr>
<tr><td colspan="3">2. 감정</td><td>감정의 정도(0~100)</td></tr>
<tr><td colspan="3"></td><td>⇨　　　점</td></tr>
<tr><td colspan="3"></td><td>⇨　　　점</td></tr>
<tr><td colspan="3"></td><td>⇨　　　점</td></tr>
<tr><td colspan="3"></td><td>⇨　　　점</td></tr>
<tr><td colspan="2">3. 신체증상

</td><td colspan="2">4. 행동

</td></tr>
<tr><td>5. 자동적 부정적 생각</td><td>믿는 정도
(0~100)</td><td colspan="2">6. 생각의 오류
(122쪽 표를 참고하세요)</td></tr>
<tr><td></td><td>⇨　　　점</td><td colspan="2"></td></tr>
<tr><td></td><td>⇨　　　점</td><td colspan="2"></td></tr>
<tr><td></td><td>⇨　　　점</td><td colspan="2"></td></tr>
</table>

↓

<table>
<tr><td>7. 타당한 생각

</td></tr>
</table>

↓

<table>
<tr><td colspan="2">8. 생각을 바꾼 후의 감정</td><td>감정의 정도(0~100)</td></tr>
<tr><td colspan="2"></td><td>⇨　　　점</td></tr>
<tr><td colspan="2"></td><td>⇨　　　점</td></tr>
<tr><td colspan="2"></td><td>⇨　　　점</td></tr>
</table>

(2) 상상이완

　운동선수들은 올림픽과 같이 실전 경기에 나가기 전에 상상훈련을 많이 합니다. 상상훈련은 실전과 똑같은 상황을 상상하면서 머릿속으로 리허설해 보는 것입니다. 이런 훈련을 통해 선수는 실제 경기에 대한 준비를 하고, 불안감과 긴장감을 줄일 수 있습니다. 이것과 유사하게 우리는 '상상이완'을 통해 불안한 상황에 노출하는 것을 미리 준비할 수 있습니다. 여러분이 프로그램 초반부터 연습해왔던 복식호흡을 통한 이완을 활용하는 기법으로, 방법은 다음과 같습니다.

■ 상상이완 훈련 방법

① 가장 낮은 순위의 상황을 상상한다. 가급적이면 그 상황을 상세히 떠올린다.

② 이때 나타나는 신체적 증상을 확인한다.

③ 복식호흡을 하면서 신체를 이완된 상태로 돌려보낸다.

④ 같은 상황에 대해 상상을 하고, 복식호흡을 하기를 반복한다.

⑤ 반복된 상상이완을 통해서 그 상황을 떠올렸을 때 더 이상 불안하지 않으면 다음 순위의 상황으로 넘어간다.

이렇게 점잔적 노력훈련 전에 상상이완훈련을 통해 충분히 연습하는 시간을 갖기를 바랍니다. 충분히 연습이 되었다고 느꼈을때 직접적으로 상황에 맞닥뜨려 노출하는 것이 좋습니다.

▶ 과제 ◀

1. 점진적 노출 훈련: 가장 낮은 순위의 상황에 노출해보기(191페이지)

2. 외모 및 신체의 변화에 대한 스트레스에 적절히 대처하기(192~194페이지)

3. 복식호흡 연습(195페이지)

8회기.
가족 및 대인관계 변화에 대처하기: 그댄 내게 행복을 주는 사람

1. 암환자가 된 후 겪었던 대인관계에서의 소외감, 이질감 등에 대해 이야기하기
2. 나의 대인관계 파악하기
3. 대화기법을 연습하고 실천해봄으로써 관계 변화를 시도하기

다음 물음에 답해 봅시다.

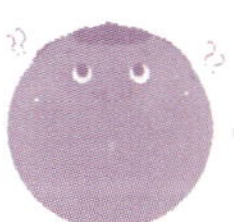

…나에게 묻는다…

1. 절교 선언을 당하거나 애인에게 차인 적이 있는가? 혹은 남편이 외도를 한 적이 있는가?
2. 기분 나쁜 상황에서 예민하게 굴거나 침묵하는 바람에 스트레스를 더 많이 받는 편이가?
3. 나만의 스트레스 해소법이 있는가? 효과는 어떤가?
4. 지금 스트레스 상황에 처해있는가? 의지대로 상황을 다스릴 수 있는가?
5. 마음을 터놓고 고민을 이야기할 친구가 있는가?
6. 그 친구는 필요할 때면 항상 만날 수 있는가?
7. 친구에게 마음속 고민을 털어놓으면 마음이 편한가?
8. 혹시 친구가 스트레스를 주고 있지는 않는가?

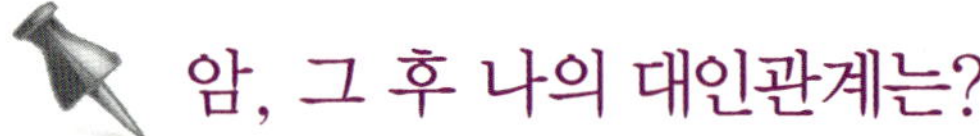

암, 그 후 나의 대인관계는?

암환자는 정서적·신체적 고통을 경험하는 것뿐만 아니라 대인관계에서도 어려움을 경험할 수 있습니다. 암 진단 후에 가족이나 혹은 친한 친구 관계에서 나의 역할이 달라질 수 있으며, 새로운 역할에 적응하지 못해서 예전에는 없던 갈등이 생기기도 합니다. 혹은 환자 스스로가 건강할 때 만나던 사람을 만나기 꺼리면서 점차 고독한 시간을 보내기도 합니다. 어떤 경우에는 여전히 주변 사람들에게 자신이 암에 걸렸다는 것을 알리지 않은 채 평소대로 생활하려 애쓰기도 합니다. 이렇게 암환자가 된다는 것은 단순히 건강에 적신호가 생긴 것이 아닌 정신적, 사회적 관계를 포함하는 한 개인으로서의 존재감의 적신호가 되기도 합니다.

다음 사례를 살펴봅시다.

【사례】

> 6개월 전 유방암 2기로 진단받은 마두동 씨는 수술 후 방사선 치료를 하고 있는 중입니다. 평소 활발한 성격 덕에 친구도 많고, 각종 모임을 비롯해 사회생활을 즐기던 마 씨는 유방암 진단과 동시에 친구들과의 연락을 끊었습니다. 처음에는 암 치료에 전념하기 위해서였지만 점차 연락하지 않다 보니 이제는 연락하기가 더 어려워지기 시작했습니다. 때론 치료가 힘들 때 예전처럼 많은 사람을 만나서 이야기도 하고 위로도 받고 싶지만 **'친구들이 나를 불편하게 여기지 않을까?', '내가 암인 걸 알고 나면, 나 없을 때 나를 동정하는 얘기들을 하겠지'**라는 생각들이 들면서 더더욱 연락하기가 싫어졌습니다.

암환자들은 때로는 사회적 편견에 맞서야 할 때가 있을 수 있습니다. 암환자를 바라보는 주변의 낯선 시선은 암환자들이 이전과 같은 대인관계를 유지하는 것을 방해합니다. 그러나 암에 걸린 것을 주변 사람들에게 이야기하고 그들로부터 정서적 지지를 얻는 것은 힘든 암 치료 과정을 이겨내는 데 큰 힘이 됩니다. 마두동 씨의 경우처럼, 타인으로부터의 편견을 확인하기도 전에 지레짐작이 담긴 생각을 하면서 친구들을 불편해하며 자신이 먼저 관계를 끊어버리게 된다면, 등대 없는 캄캄한 바다를 홀로 외로이 항해하는 사람과 같습니다. 뱃길을 잃었을 때 나를 이끌어 줄 불빛도, 어두운 바다에서 무서움을 함께할 사람도 없습니다.

여러분은 암 진단받은 후 대인관계에서의 변화가 있었나요? 예전과는 달리 소외감이나 이질감을 느끼면서 관계를 멀리했던 적이 있으셨나요?

여러분 각자의 상황을 다음 칸에 맞게 채워봅시다. 화살표들을 주의 깊게 보십시오. 각각의 요인들이 어떻게 상호작용하는지 살펴봅시다.

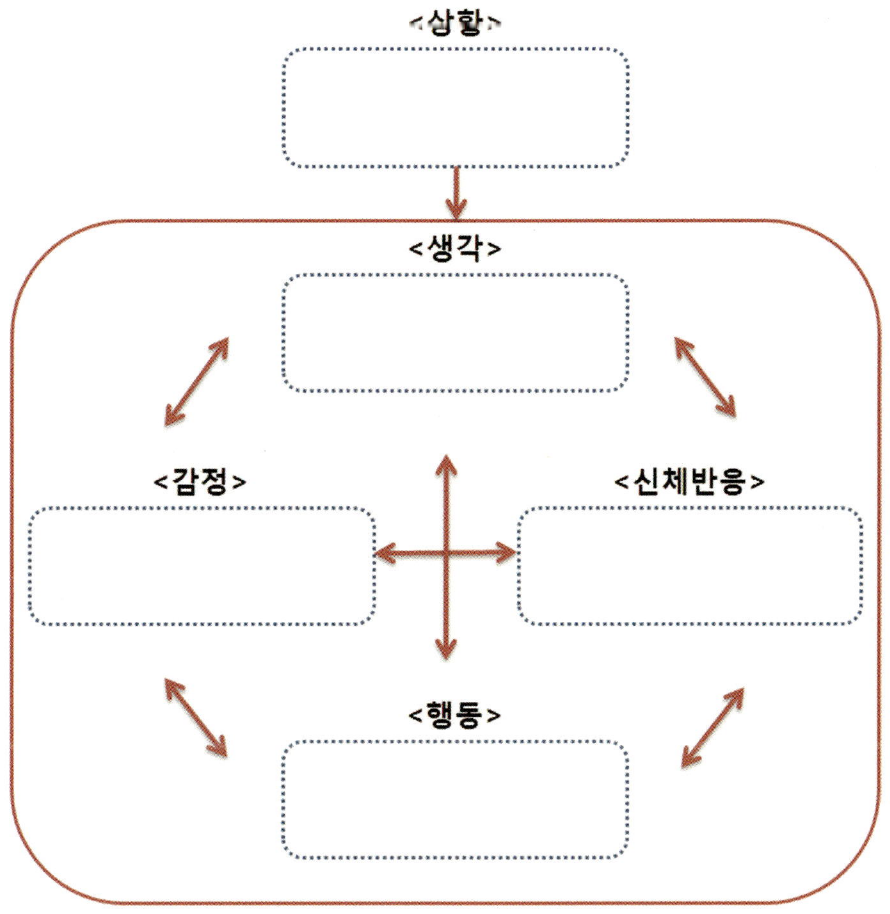

부정적인 자동적 생각	믿는 정도 (0~100)	생각의 오류 (122쪽 표를 참고하세요)
	⇨ 점	
	⇨ 점	
	⇨ 점	

↓

타당한 생각

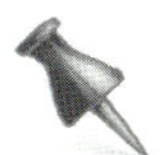

나의 지지망 확인하기

다음을 읽고 각각에 해당되는 사람들을 적어 봅시다.

	나에게 스트레스를 주는 사람들	나의 지지자원		
		물질적	실제적	정서적
합계	명	명	명	명
총합	명			명

대화법 연습

암환자들은 이전과는 다르게 지속적인 지지가 필요합니다. 그러나 아무리 친한 사이라 할지라도 매번 동일하게 일관된 지지반응을 보이는 것은 쉬운 일이 아닙니다. 가족 역시 예외는 아닙니다. 따라서 상대방으로부터 긍정적인 반응을 유도하고 자신의 불만 역시 효과적으로 표현하기 위해서는 적절한 의사소통 기술을 습득할 필요가 있습니다. 의사소통은 말하는 것뿐만 아니라 듣는 것 역시 포함합니다. 또한 명백히 말로 전달되는 의사소통 외에 비언어적인 의사소통 역시 존재합니다.

우리는 이미 첫 시간에 효과적인 의사소통 방식으로 '나 말하기'를 살펴본 적이 있습니다. '나 말하기' 원칙을 다시 한 번 상기시켜 볼까요?

- **나 말하기 원칙**

① 말하기의 주체가 "나"가 되어 이야기한다.

② 인신공격이 아닌 상대방의 행동을 객관적으로 말한다.

③ 상대방의 행동에 대한 비난이 아니라 그때의 나의 감정을 표현한다.

④ 소망을 구체적으로 이야기한다.

최근에 다른 사람과 갈등 상황에 놓이신 적이 있었나요? 그때 어떤 대화가 오고 갔나요? 돌아가면서 같이 이야기해 봅시다. 집단 구성원들과 역할연기를 통해서 나 말하기 원칙을 적용해 봅시다. 나 말하기 원칙을 적용했을 때는 느낌이 어떻게 다른가요?

▶ **과제** ◀

1. '나 말하기' 실천해보기(196페이지)

2. 대인관계 스트레스에 적절히 대처하기(197~199페이지)

3. 복식호흡 연습하기(200페이지)

잠재적인 두려움에 대처하기: 재발 및 전이에 대한 두려움 이기기

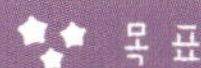

목표

1. 재발 및 전이에 대한 두려움을 이야기하기
2. 자기 충족적 예언을 통해 자신감 얻기

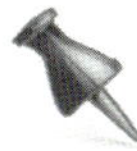 ## 재발 및 전이에 대한 자동적 사고 찾기

마두동씨는 며칠 전부터 속이 미슥거리고 소화가 잘 안되어 신경이 쓰입니다. 그러다 어제부터는 머리가 아프기 시작하더니 "도대체 이렇게 몸이 안좋은 이유가 뭘까"싶어 불안해서 밤잠을 설칠 정도입니다. 마두동씨의 불안은 단순한 두통이나 소화 장애 때문은 아닐 것입니다. 사람이라면 건강하든 그렇지 않든 누구나 두통이나 소화 장애를 겪을 수 있기 때문이죠. 마두동씨는 이러한 신체증상을 '전이된 건 아닐까?'라고 생각했기 때문에 심한 불안을 느낀 것입니다. 즉, 신체증상이 아니라 신체증상에 대한 우리의 생각이 감정(불안)을 낳은 것입니다. 이러한 생각에 담긴 생각의 오류는 무엇일까요? 네! 맞습니다. 지레짐작과 파국적 예상이죠. 그렇다면 우리가 이런 생각을 타당한 생각으로 바꾸기 위해서는 어떻게 해야 할까요? 다음 물음에 답해 봅시다.

(1) 전이됐다는 증거가 있어?

(2) 두통이나 소화 장애가 전이를 나타낼 확률은 얼마나 되지?

(3) 다르게 생각할 수는 없을까? 이러한 신체증상에 대한 다른 타당한 생각은 뭐가 있을까?

이렇게 생각을 바꾸는 것도 물론 재발 전이에 대한 스트레스를 관리할 때 유용한 방법이긴 하지만, 실제로 재발이나 전이가 일어날 수 있다는 점 역시 간과해서는 안 됩니다. 따라서 정확한 검사를 받는 일도 매우 중요합니다. 우리는 이미, 스트레스에 대처하는 두 가지 방식(문제 중심적 대처와 정서 중심적 대처)을 6회기에서 배운 적이 있습니다. 만약 이러한 증상이 경미하게 나타났다가 금세 사라진다면 생각 바꾸기를 통해 불안을 낮추는 것이 적절한 스트레스 관리가 될 것입니다. 그러나 만약 증상이 심각한 수준으로, 상당 기간 지속된다면 단순히 생각 바꾸기를 통해 불안을 낮추는 것만으로는 효과적인 스트레스 관리가 되지 않을 것입니다. 앞으로 어떤 증상이 나타나고, 그것이 다음의 기준에 비추어 본 후 그에 맞는 적절한 대처를 해 보십시오.

(1) 증상의 심각성	0~10점으로 증상의 심각성을 평가할 때 몇 점에 해당하는가?
(2) 증상의 빈도	증상의 빈도는 어떠한가? – 하루에 몇 번?　＿＿＿＿＿＿＿＿＿＿＿＿＿＿ – 일주일에 몇 번?　＿＿＿＿＿＿＿＿＿＿＿＿＿
(3) 증상의 유지기간	한 번 나타날 때마다 몇 시간? 혹은 며칠씩 지속되는가?

지금 여러분에게 걱정되는 신체의 증상을 위의 기준에 따라 평가해 보십시오. 모든 기준을 종합해서 최종 평가하는 것이 중요하겠지만, 만약 증상의 빈도는 낮지만 한 번 증상이 나타날 때마다 7~8점 정도로 증상이 매우 심하게 나타난다면 그것 역시 중요한 의미가 있을 수 있습니다. 이럴 때는 정서 중심적 대처보다는 문제 중심적 대처(예: 주치의와 상의하기, 검사받기)가 적절한 스트레스 관리법이라고 할 수 있을 것입니다.

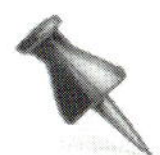 ## 재발 전이에 대한 두려움 이야기하기

사실 재발 및 전이에 대한 두려움은 암환자들이 가장 빈번하게 호소하는 걱정 중 하나입니다. 따라서 우선은 여러분이 이에 대해 가지고 있는 두려움을 확인하고, 나아가 이를 인정할 수 있는 것이 중요합니다. 여러분은 자유롭게 이러한 고민에 대해 이야기하면서 상대방의 이야기에 공감할 수 있을 것입니다.

물론 실제로 재발이나 전이가 일어날 수 있다는 점 역시 간과하지 않기 위해 앞에서 말한 것처럼 문제 중심적 대처를 통해 **정확한 의학적 정보를 얻고, 지속적인 검사를 받는 것은 매우 중요합니다.** 그러나 이러한 두려움이 적정 수준을 넘어서 지나치게 크고, 일상생활을 방해할 만큼 심각하다면 이를 관리할 필요가 있습니다. 잠시 눈을 감고 이러한 두려움에 대해 충분히 느껴보십시오.

만약 재발한다면 어떤 느낌일 것 같나요? 무엇이 두렵습니까? 다음 물음에 답해봅시다. 그리고 집단 구성원들과 그 느낌에 대해 이야기해 봅시다.

만약… 재발한다면?, 전이된다면?

무엇이 두려운가요?

상당수의 유방암 환자가 재발이나 전이가 된다면 다시 예전의 그 끔찍한 항암 치료를 견딜 수 없을 것 같다면서 치료를 포기하고 싶다고 이야기합니다. 처음이야 멋모르고 견뎠지만 그 고통이 얼마나 큰지 안 이상, 다시 그런 고통을 이기기는 어려울 것 같다는 것이지요. 그러나 두 번째로 맞는 항암이 이전처럼 힘들지는 아무도 알 수 없습니다. 혹시 모르죠. 두 번째는 더 수월하게 넘길 수도 있을 지도요. 미리 '치료가 힘들 거다'라고 지레짐작하셔서 실제 치료에 들어가기도 전에 이를 포기할 필요는 없습니다. 또한 환자들의 재발 전이에 대한 두려움을 자세히 살펴보면 '재발하면 한 번으로 끝나진 않겠지. 이렇게 재발이나 전이가 반복되다가 나는 결국 암으로 죽겠구나'라는 생각이 있는 걸 발견할 수 있습니다. 그러나 '재발, 전이 = 죽음'은 존재하지 않는 공식일 뿐입니다.

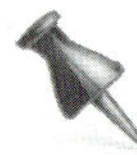 ## 재발 및 전이에 대한 궁금증 및 이에 대한 관리

1. 사실 유방암 환자의 재발은 어느 시기에나 올 수 있습니다. 그러나 폐암이나 위암에 비하면 재발이 많은 것은 아니니 지나치게 두려워하지 마십시오.
2. 재발 부위나 정도에 따라 다음과 같은 다양한 증상들이 나타날 수 있습니다.
   – 수술 부위나 겨드랑이, 목 부위에 뭔가가 잡힌다.
   – 허리가 아프거나, 걸을 때 엉덩이뼈가 시큰거리고 심한 경우 걷기 힘들다.
3. 재발 및 전이를 예방하기 위한 방법
   – 일단 재발이나 전이가 되더라도 초기에 발견해 좌절하지 말고 치료를 열심히 받는 것이 중요합니다.
   – 적절한 체중유지
   – 일주일에 세 시간 정도 유산소 운동하기
   – 술 안 마시기
   – 규칙적인 생활
   – 과도한 스트레스나 무리한 생활은 피하기

〈출처: 유방암 100문 100답〉

위의 표에 제시되어 있는 '재발 및 전이를 예방하기 위한 방법'을 읽으면서 어떤 생각이 드시나요? 사실 유방암 환자의 재발 및 전이를 예방할 수 있는 확실하고 특별한 비법은 없습니다. 적절한 체중 유지, 유산소 운동, 규칙적인 생활 등 모든 것들이 사실 암환자가 아닌 사람들 또한 건강을 유지하기 위해서는 반드시 해야 할 일입니다. 따라서 '나는 암환자니까 특별한 관리를 해야만 해'라는 생각보다는 위와 같은 건강 행동을 **꾸준히** 해 나가시는 것이 중요할 것입니다. 어떻게 보면 여러분은 건강을 유지하기 위한 관리를 남들보다 먼저 시작하는 것일 수 있습니다.

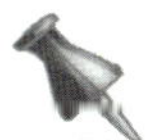 ## 재발 및 전이의 두려움과 함께 살아가기: 자기 충족적 예언

다음 이야기를 읽어 봅시다.

> 키프로스 섬에 사는 조각가인 피그말리온은 키프로스 섬 여인들이 방탕하고 문란한 것에 탄식하며 독신으로 살았다. 그는 상아로 아름다운 여인을 조각으로 만들어 그녀와 언제나 함께 생활했다. 그는 이 조각상이 마치 자신의 진짜 연인인 듯 여기고 옷도 갈아입히고 몰래 입맞춤도 하면서 혼자 탄식하곤 했다. 그러던 중, 베누스 여신의 축젯날에 피그말리온은 축제에서 제물을 바치며 소원을 빌었는데 상아 조각상이 진짜 여자로 변하게 해달라는 소원이었다. 그러나 그는 차마 말을 입 밖에 꺼내지 못하고 돌아왔다. 그런데 이게 웬일인가? 집에 돌아와 보니 조각상은 아름다운 여인으로 변해 있었다. 베누스 여신이 피그말리온의 간절한 소원을 들어준 것이었다.

〈출처: 위키백과〉

자기 충족적 예언은 우리가 사건이 어떤 방향으로 일어날 것을 기대하거나 믿는다면 그러한 기대나 믿음이 실제 일어나는 것을 말합니다. 자기 충족적 예언은 위 이야기의 주인공인 피그말리온의 이름을 따서 '피그말리온 효과'라고도 합니다.

■ 예언의 효과는?

자기 충족적 예언은 우리가 기대하는 바대로 행동하고 성취하도록 이끌어 줍니다.

 자기 충족적 예언 카드 작성하기

여러분 각자의 자기 충족적 예언은 무엇입니까? 다음 빈 칸에 몇 가지자기 충족적 예언을 적어 봅시다.

이뤄져라! 나의 자기 충족적 예언

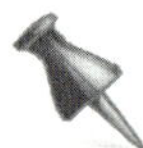 ## 복식호흡 연습하기

　재발 및 전이에 대한 두려움으로 인해 불안해진 마음을 안정시키고 긴장된 근육을 효과적으로 이완시키기 위해 복식호흡을 함께 연습합니다.

▶ 과제 ◀

1. 하루에 3번씩 자기 충족적 예언 카드 읽기

2. 재발 및 전이에 대한 스트레스에 적절히 대처하기(201~203페이지)

3. 복식호흡 연습하기(204페이지)

10회기.
변화 유지하기: 좋아! 이대로만 가는 거야!

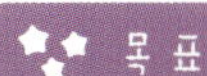

1. 프로그램을 통한 자신의 변화를 인식하고, 변화를 이끈 요인들을 확인하기
2. 지금까지 익힌 스트레스 관리 기술과 이완 기법을 점검하기
3. 치료가 끝나는 것에 대한 불안을 함께 이야기하기
4. 치료를 통해 얻은 점과 아쉬운 점에 대해 자유롭게 이야기하기

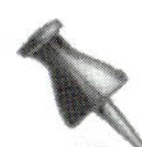

나의 자원 확인하기

오늘은 〈스트레스 관리 프로그램〉의 마지막 시간입니다. 지금까지 프로그램을 통해서 배운 스트레스 관리 기법들이 기억나시나요? 이번 시간에는 지금까지 익혔던 스트레스 관리 기법들을 다시 점검하는 시간을 갖습니다. 여러분은 이 과정에서 자신이 현재 가지고 있는 자원(암과 맞서 싸울 힘)이 무엇인지 구체적으로 확인하고, 스스로도 잘해나갈 수 있다는 자신감을 가질 수 있습니다.

스트레스 요인	나의 무기

다 작성하셨나요? 돌아가면서 스트레스에 맞서 싸울 수 있는 자신만의 무기가 무엇인지 이야기해 봅시다.

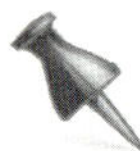

행동수정: 일상생활 관리

다음의 질문에 답해 보십시오.

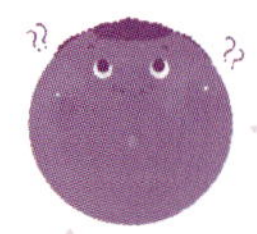

1. 나의 하루, 주간 일정은 어떻게 돌아가고 있나요?
2. 치료를 받으면서도 여전히 아프기 전에 했던 활동들을 모두 하고 있습니까? 아니면 모든 것을 뒤로 하고 치료만 받고 있습니까?
3. 예전에 하던 일들을 지금은 할 수가 없어서 스트레스를 받으십니까?
4. 치료를 받으러 다니는 것 자체가 힘이 들어서 아무 것도 할 수가 없다고 느껴지십니까?
5. 일정표에 있는 활동들이 얼마나 즐겁게 느껴지십니까?
6. 즐거운 일을 하고 싶어도 할 시간이 없다고 말씀하고 계십니까?

지금까지 여러분은 〈스트레스관리 프로그램〉을 통해서 건설적인 스트레스 대처 방법을 배우셨습니다. 이러한 방법들을 일상생활에 적용하여 보다 효율적으로 스트레스를 관리하는 것이 매우 중요합니다. 더불어 스트레스를 적게 받는 환경을 만드는 것도 중요합니다. 환경은 주어지는 것이기도 하지만, 내가 바꾸고 변화시킬 수 있는 것이기도 합니다. '상황 때문에 어쩔 수 없다', '나를 힘들게 하는 상황이다'라고 느낀 적이 있나요? 이때 필요한 것이 바로 '일상생활의 관리'입니다.

많은 환자들, 특히 여성 암환자들은 평소에 아내 혹은 엄마로서의 과도한 책임감 때문에 능력에 비해 더 많은 가사 일을 하고 있는 경우가 많고, 삶의 초점 역시 자기 자신보다는 가족들에게 맞춰져 있는 경우가 많습니다. 이런 일상에서 신체적, 정신적인 스트레스가 크지 않다면야 문제가 될 것이 없지만, 많은 경우에 그런 일상들 때문에 너무 지치고 힘들어도 무조건 참는 경우가 많습니다.

이런 경우 우리는 일상생활에서의 나의 모습을 돌이켜 보고, 변화시킬 필요가 있습니다. 아마도 암 진단을 받고 여러분은 스스로 자신의 생활에 많은 것을 바꿔야 한다고 느꼈을지도 모릅니다. 하지만 무엇을 바꿔야 할지, 어떤 것을 포기하고, 어떤 것을 취해야 할지 막연하고, 생활의 변화를 갖자 하니 왠지 마음 한구석이 편치 않을 수 있습니다. 지금부터는 일상생활을 효과적으로 관리할 수 있는 방법을 살펴봅시다.

아래에 효과적인 시간 관리를 위한 몇 가지 원칙이 적혀 있습니다. 앞으로 여러분은 어떤 계획이 있나요? 그 계획이 다음의 원칙에 맞는지 보십시오.

(1) 우선순위 정하기

먼저 중요한 일과 그렇지 않은 일을 구분하는 것이 중요합니다. 여러분이 해야 하는 활동을 다음과 같이 세 가지 수준으로 분류해봅시다.

① 반드시 해야 하는 일   ② 중요한 일   ③ 사소한 일

그리고 여러분이 계획하고 있는 활동에 순위를 매겨 봅시다. 모든 일이 ① → ② → ③의 순으로 진행되고 있나요? 혹, 반드시 해야 하거나 중요한 일임에도 여러분의 일정표에 포함되지 않은 사항이 있진 않은가요? 사실 '반드시 해야 하는 일'은 **다른 어떤 일이 있어도 그 일만큼은 미룰 수 없는 일**을 의미합니다. 그러나 한 가지 반드시 명심하셔야 할 것은 이러한 일들에 '당위진술'이 있지는 않은지 확인하는 것입니다! 반드시 해야 할 일이라고 생각하고 있지만 사실은 그것이 여러분의 지나치게 높은 기준에 의해서 그렇게 정해진 건 아닌지 한 번쯤 다시 생각해 보십시오.

한 가지 추천해드리는 것은 위와 같이 3가지 수준으로 활동을 나눈 다음, 한 가지 활동을 더 첨가해 보는 것입니다. 그것은 바로 **"하고 싶은 일"**입니다. 그동안 미뤄뒀지만 여러분

의 인생을 보다 행복하게 만들어 줄, 한 가정의 아내나 어머니가 아니라 오로지 여러분 자
신만을 위한 일들의 목록을 생각해 보시고 그런 일을 일과에 꼭 넣어 실천해 보십시오.

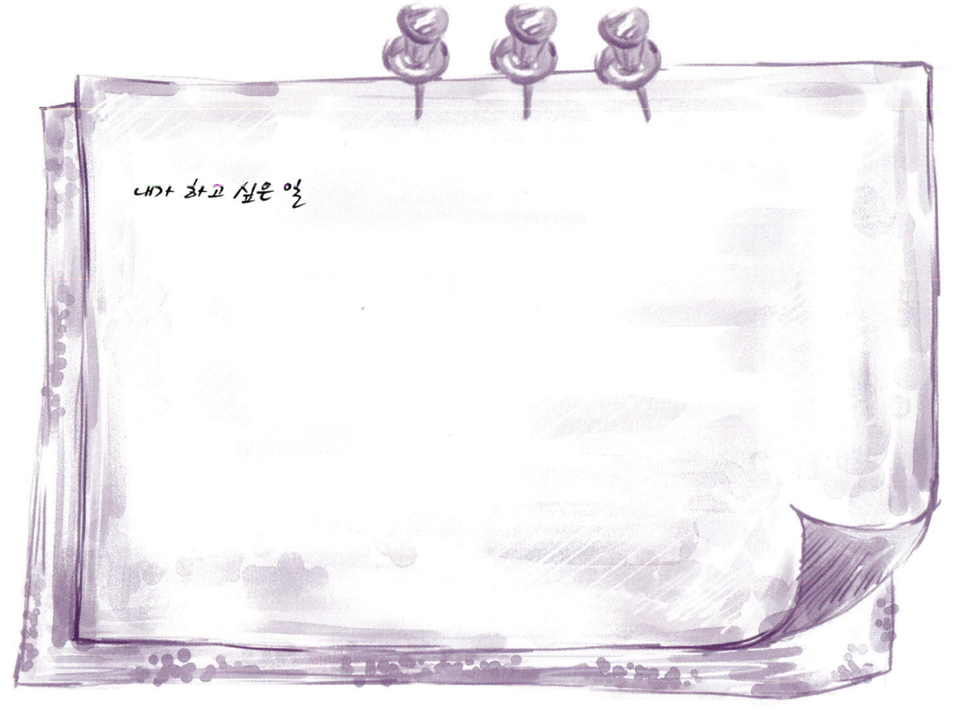

(2) 완벽주의 버리기

모든 일을 지나치게 완벽하게 처리하려고 하면 우리는 우리의 사소한 실수, 꾸물거림,
그리고 한계를 용납하지 않게 됩니다. 이럴 경우 쉽게 죄책감을 느끼고 위축되게 됩니다.
따라서 때때로 지나친 완벽주의는 오히려 일의 진행을 느리게 하고, 일을 끝마치는 것을
방해하게 되지요. 아마 완벽주의는 여러분이 암에 걸린 것과는 상관없이 아마 오랜 시간
여러분과 함께했을 것이기 때문에 단번에 고치는 것은 매우 어려울 것입니다. 하지만 이것
만 기억해 보십시오. 프로그램에 참여하는 것은 온전히 여러분 자신을 위해서입니다. 스스
로 조금만 더 관대해지도록 노력해 보십시오.

(3) 시간 넉넉히 잡기

우리가 시간 관리를 하는 이유는 계획한 모든 과제를 완벽하게 끝내기 위해서가 아닙니다.

잘못된 시간 관리가 여러분에게 더 큰 스트레스를 주는 반면, 잘 계획된 시간 관리는 주어진 시간을 더 많은 휴식과 대인관계에 쏟을 수 있기 때문입니다.

예상되는 것보다 시간을 조금 넉넉하게 주어서 일을 보다 편안한 상태에서 진행할 수 있게 하십시오. 처음부터 시간을 너무 짜게 주면 계획했던 일들이 밀리게 되면서 하루를 다 망쳐버렸다는 느낌이 들 수 있습니다. 따라서 처음에는 스스로에게 시간을 후하게 주셔야 합니다.

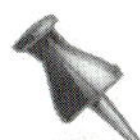

혼자서도 잘할 수 있겠죠? 그럼요!

앞으로는 프로그램에서 익힌 기술들을 혼자서 해 나가야 합니다. 많은 사람이 프로그램이 끝나는 것에 대해 흔히 불안을 경험합니다. 프로그램을 마치는 것에 대해 여러분은 어떤 느낌이 드시나요? 이에 대해 자유롭게 이야기하고, 앞으로의 계획을 서로 나누려고 합니다.

혹시 생활하시다가 어려움이 있더라도 걱정하지 마십시오. 국립암센터 정신건강 클리닉에서는 〈불면증 관리 프로그램〉, 〈이완훈련 프로그램〉처럼 암환자를 위한 다양한 프로그램을 이미 진행 중이며 새로운 프로그램 역시 계획하고 있습니다. 따라서 언제든 도움이 필요하다고 생각하실 때 연락 주시면 적절한 도움을 받으실 수 있습니다.

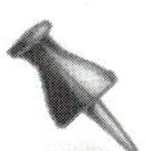

프로그램을 마치며…

암은 이제 흔한 질병이라고는 하지만 막상 여러분이 암에 걸렸을 때의 그 충격은 이루 말할 수 없었을 거라고 생각합니다. 그리고 그 충격에서 헤어나기도 전에 시작된 치료와 이어지는 기나긴 관리 기간 속에서 경험할 수 있는 스트레스들을 효과적으로 관리할 수 있도록 도와드리기 위해 본 프로그램은 기획되었습니다. 저희가 제시한 여러 방법 중에서 어떤 방법이 여러분에게 가장 효과가 있었는지는 개인마다 다르겠지만 어떤 식으로든 분명히 효과가 있었을 거라 확신합니다. 여러분은 어떠신가요? 프로그램에 대한 여러분의 솔직한 느낌을 듣고 싶습니다.

부록

1~10회기 과제 기록지

1회기 과제

1. 갈등 상황에서 '나 말하기'를 실천해 봅시다. 어떤 상황에서 어떤 말을 하셨나요?

상황	
나의 반응	
상대방의 반응	

상황	
나의 반응	
상대방의 반응	

상황	
나의 반응	
상대방의 반응	

2회기 과제

1. 남편 혹은 사랑하는 사람의 답장

2. 나에게 즐거움과 편안함을 주는 활동을 하고 기분 기록지 작성하기

월/일/요일	활동(시간)	기분(강도 0~100점)

3회기 과제

1. 하루에 적어도 <u>**10분 이상**</u> 복식호흡을 합니다. 만약 스트레스 상황에서 복식호흡을 하셨다면, 그 당시의 신체증상이 무엇인지 적고, 복식호흡 전과 후의 스트레스 증상 수준이 변하는지 관찰하십시오.

복식호흡 전·후의 신체적 불편감을 적고, 그 점수를 0점에서 8점으로 평가해봅니다.

0	1	2	3	4	5	6	7	8
전혀 없음				중간 정도				매우 심각

월/일/요일	신체적 불편감	신체적 불편감 점수
	예) 심장 두근거림	연습 전: 6
		연습 후: 3
		연습 전:
		연습 후:
		연습 전:
		연습 후:
		연습 전:
		연습 후:
		연습 전:
		연습 후:
		연습 전:
		연습 후:
		연습 전:
		연습 후:

복식호흡 전·후의 신체적 불편감을 적고, 그 점수를 0점에서 8점으로 평가해봅니다.

| 0 | 1 | 2 | 3 | 4 | 5 | 6 | 7 | 8 |

전혀 없음　　　　　　　　　　　　　중간 정도　　　　　　　　　　　매우 심각

월/일/요일	신체적 불편감	신체적 불편감 점수
		연습 전:
		연습 후:
		연습 전:
		연습 후:
		연습 전:
		연습 후:
		연습 전:
		연습 후:
		연습 전:
		연습 후:
		연습 전:
		연습 후:
		연습 전:
		연습 후:

2. 나에게 즐거움과 편안함을 주는 활동을 하고 기분 기록지 작성하기

월/일요일	활동(시간)	기분(강도 0~100점)

4회기 과제

1. 스트레스 상황에서 자동적 생각을 찾습니다. 또 여기에 담긴 생각의 오류를 찾고 그
   때의 감정을 확인해 봅니다. 생각에 담긴 생각의 오류는 한 가지 이상일 수 있습니다.

1. 상황		
2. 감정		감정의 정도(0~100)
		⇨ 점
		⇨ 점
		⇨ 점
		⇨ 점
3. 신체증상	**4. 행동**	
5. 자동적 부정적 생각	믿는 정도 (0~100)	**6. 생각의 오류**
	⇨ 점	
	⇨ 점	
	⇨ 점	

1. 상황		
2. 감정		감정의 정도(0~100)
	⇨	점
	⇨	점
	⇨	점
	⇨	점

3. 신체증상	4. 행동

5. 자동적 부정적 생각	믿는 정도 (0~100)	6. 생각의 오류
	⇨ 점	
	⇨ 점	
	⇨ 점	

<table>
<tr><td colspan="2">1. 상황</td></tr>
<tr><td>2. 감정</td><td>감정의 정도(0~100)</td></tr>
<tr><td></td><td>⇨ 점</td></tr>
<tr><td></td><td>⇨ 점</td></tr>
<tr><td></td><td>⇨ 점</td></tr>
<tr><td></td><td>⇨ 점</td></tr>
<tr><td>3. 신체증상</td><td>4. 행동</td></tr>
</table>

5. 자동적 부정적 생각	믿는 정도 (0~100)	6. 생각의 오류
	⇨ 점	
	⇨ 점	
	⇨ 점	

2. 복식호흡을 연습합니다. 복식호흡 전·후의 신체적 불편감을 적고, 그 점수를 0점에서
8점으로 평가해 봅니다.

| 0 | 1 | 2 | 3 | 4 | 5 | 6 | 7 | 8 |

전혀　　　　　　　　　　　　　중간　　　　　　　　　　　매우
없음　　　　　　　　　　　　　정도　　　　　　　　　　　심각

월/일/요일	신체적 불편감	신체적 불편감 점수
		연습 전:
		연습 후:
		연습 전:
		연습 후:
		연습 전:
		연습 후:
		연습 전:
		연습 후:
		연습 전:
		연습 후:
		연습 전:
		연습 후:
		연습 전:
		연습 후:

5회기 과제

1. 스트레스 상황에서 자동적 사고, 생각의 오류를 찾고 이를 타당한 생각으로 바꿔 봅
   시다.

<table>
<tr><td colspan="3">1. 상황</td></tr>
<tr><td>2. 감정</td><td colspan="2" align="right">감정의 정도(0~100)</td></tr>
<tr><td></td><td></td><td>⇨ 점</td></tr>
<tr><td></td><td></td><td>⇨ 점</td></tr>
<tr><td></td><td></td><td>⇨ 점</td></tr>
<tr><td></td><td></td><td>⇨ 점</td></tr>
<tr><td colspan="2">3. 신체증상</td><td>4. 행동</td></tr>
<tr><td>5. 자동적 부정적 생각</td><td>믿는 정도
(0~100)</td><td>6. 생각의 오류</td></tr>
<tr><td></td><td>⇨ 점</td><td></td></tr>
<tr><td></td><td>⇨ 점</td><td></td></tr>
<tr><td></td><td>⇨ 점</td><td></td></tr>
</table>

↓

<table>
<tr><td>7. 타당한 생각</td></tr>
<tr><td></td></tr>
</table>

↓

<table>
<tr><td>8. 생각을 바꾼 후의 감정</td><td align="right">감정의 정도(0~100)</td></tr>
<tr><td></td><td>⇨ 점</td></tr>
<tr><td></td><td>⇨ 섬</td></tr>
<tr><td></td><td>⇨ 점</td></tr>
</table>

1. 상황

2. 감정	감정의 정도(0~100)
	⇨ 점
	⇨ 점
	⇨ 점
	⇨ 점

3. 신체증상	4. 행동

5. 자동적 부정적 생각	믿는 정도 (0~100)	6. 생각의 오류
	⇨ 점	
	⇨ 점	
	⇨ 점	

↓

7. 타당한 생각

↓

8. 생각을 바꾼 후의 감정	감정의 정도(0~100)
	⇨ 점
	⇨ 점
	⇨ 점

1. 상황	

2. 감정	감정의 정도(0~100)
	⇨ 점
	⇨ 점
	⇨ 점
	⇨ 점

3. 신체증상	4. 행동

5. 자동적 부정적 생각	믿는 정도 (0~100)	6. 생각의 오류
	⇨ 점	
	⇨ 점	
	⇨ 점	

↓

7. 타당한 생각

↓

8. 생각을 바꾼 후의 감정	감정의 정도(0~100)
	⇨ 점
	⇨ 점
	⇨ 점

1. 상황	

2. 감정	감정의 정도(0~100)
	⇨ 점
	⇨ 점
	⇨ 점
	⇨ 점

3. 신체증상	4. 행동

5. 자동적 부정적 생각	믿는 정도 (0~100)	6. 생각의 오류
	⇨ 점	
	⇨ 점	
	⇨ 점	

↓

7. 타당한 생각

↓

8. 생각을 바꾼 후의 감정	감정의 정도(0~100)
	⇨ 점
	⇨ 점
	⇨ 점

2. 복식호흡을 연습합니다. 복식호흡 전·후의 신체적 불편감을 적고, 그 점수를 0점에서 8점으로 평가 해 봅니다.

0	1	2	3	4	5	6	7	8
전혀 없음				중간 정도				매우 심각

월/일/요일	신체적 불편감	신체적 불편감 점수
		연습 전:
		연습 후:
		연습 전:
		연습 후:
		연습 전:
		연습 후:
		연습 전:
		연습 후:
		연습 전:
		연습 후:
		연습 전:
		연습 후:
		연습 전:
		연습 후:

6회기 과제

1. 스트레스 상황에서 어떤 대처를 했는지, 그 결과는 어땠는지 관찰해 봅시다.

월/일/요일	스트레스 상황	대처	결과

2. 분노 조절하기

1) 아래 기록지를 통해 단계적으로 분노를 다루는 연습을 해 봅시다.

1. 상황

2. 감정	감정의 정도(0~100)
	⇨ 　　점
	⇨ 　　점
	⇨ 　　점

3. 행동	4. 신체반응

5. 자동적 부정적 생각	6. 생각의 오류

문제를 해결할 수 있는가?
→ 　해결할 수 있다: <u>A</u>로 가시오.
　　해결할 수 없다: <u>B</u>로 가시오.

【예시】

가능한 방법들	사용 결과	우선순위
예) 대화하기	분노 감소	1
예) 그 사람과 만나지 않기	분노 감소, 대인관계 축소	5

가능한 방법들	사용 결과	우선순위

【예시】

가능한 방법들	사용 결과	우선순위
예) 복식호흡	분노 감소	1
예) 생각 바꾸기	분노 감소 긍정적 기분 증가	2

가능한 방법들	사용 결과	우선순위

만약 생각 바꾸기를 했다면 어떻게 바꿨는지 타당한 생각을 적으시오.

타당한 생각

3. 복식호흡을 연습합니다. 복식호흡 전·후의 신체적 불편감을 적고, 그 점수를 0점에서 8점으로 평가해 봅니다.

<table>
<tr><td>0</td><td>1</td><td>2</td><td>3</td><td>4</td><td>5</td><td>6</td><td>7</td><td>8</td></tr>
<tr><td>전혀
없음</td><td></td><td></td><td></td><td>중간
정도</td><td></td><td></td><td></td><td>매우
심각</td></tr>
</table>

월/일/요일	신체적 불편감	신체적 불편감 점수
		연습 전:
		연습 후:
		연습 전:
		연습 후:
		연습 전:
		연습 후:
		연습 전:
		연습 후:
		연습 전:
		연습 후:
		연습 전:
		연습 후:
		연습 전:
		연습 후:

7회기 과제

1. 〈점진적 노출 훈련〉

외모와 신체 변화로 인해 그동안 하기 힘들었던 활동들의 목록을 적고, 가장 실천하기 힘든 것부터 순위를 매깁니다. 그리고 가장 낮은 순위의 활동부터 차례대로 해 봅시다. 활동 후, 어떤 상황에서 어떤 느낌이었는지 자세히 적어 봅시다. 혹시 기존에 가졌던 생각과는 다른 점이 있진 않은가요? 그 변화에 대해 적어 보십시오.

【예시】

상황	순위	활동 후 느낌 및 결과
학부모 모임 가기	1	아직은 시선이 신경 쓰여서 학부모 모임에는 가지 못하겠다.
수영장 가기	2	사람들이 내 가슴만 보는 것 같아서 신경이 조금 쓰였다. 예전만큼 맘 놓고 수영할 수는 없었지만, 수영장에 가기 전에 예상했던 것만큼은 사람들의 시선이 신경 쓰이지 않았다. 생각만큼 그렇게 날 쳐다보는 사람도 없었다.
남편에게 가슴 보여주기	3	처음에는 남편이 어떻게 생각할까봐, 우리 모두에게 중요한 문제여서 얘기를 꺼내기가 어려웠다. 그러나 예상했던 것보다 남편이 훨씬 더 나를 많이 이해하고 지지해주고 있다는 것을 깨달았다.

상황	순위	활동 후 느낌 및 결과

2. 신체 및 성과 관련된 스트레스를 적절히 대처해 봅시다.

<table>
<tr><td colspan="2">1. 상황

</td></tr>
</table>

2. 감정	감정의 정도(0~100)
	⇨　　점
	⇨　　점
	⇨　　점

3. 행동	4. 신체반응

5. 자동적 부정적 생각	6. 생각의 오류

문제를 해결할 수 있는가?
→　해결할 수 있다: <u>A</u>로 가시오.
　　해결할 수 없다: <u>B</u>로 가시오.

【예시】

가능한 방법들	사용 결과	우선순위
예) 대화하기	분노 감소	1
예) 그 사람과 만나지 않기	분노 감소, 대인관계 축소	5

가능한 방법들	사용 결과	우선순위

【예시】

가능한 방법들	사용 결과	우선순위
예) 복식호흡	분노 감소	1
예) 생각 바꾸기	분노 감소 긍정적 기분 증가	2

가능한 방법들	사용 결과	우선순위

만약 생각 바꾸기를 했다면 어떻게 바꿨는지 타당한 생각을 적으시오.

타당한 생각

3. 복식호흡을 연습합니다. 복식호흡 전·후의 신체적 불편감을 적고, 그 점수를 0점에서
8점으로 평가해 봅니다.

```
0     1     2     3     4     5     6     7     8
```

전혀   중간   매우
없음   정도   심각

월/일/요일	신체적 불편감	신체적 불편감 점수
		연습 전:
		연습 후:
		연습 전:
		연습 후:
		연습 전:
		연습 후:
		연습 전:
		연습 후:
		연습 전:
		연습 후:
		연습 전:
		연습 후:
		연습 전:
		연습 후:

8회기 과제

1. '나 말하기'를 통해 주변 사람들에게 지지를 구해봅시다. 잘 되셨나요? 여러분의 경험
   을 적어 봅시다.

월/일/요일	상황	나의 말	상대방의 반응

2. 대인관계에서 겪은 스트레스를 대처했던 경험을 적어 봅시다.

1. 상황

2. 감정	감정의 정도(0~100)
	⇨　점
	⇨　점
	⇨　점

3. 행동	4. 신체반응

5. 자동적 부정적 생각	6. 생각의 오류

문제를 해결할 수 있는가?
→　해결할 수 있다: A로 가시오.
　　해결할 수 없다: B로 가시오.

【예시】

가능한 방법들	사용 결과	우선순위
예) 대화하기	분노 감소	1
예) 그 사람과 만나지 않기	분노 감소, 대인관계 축소	5

가능한 방법들	사용 결과	우선순위

【예시】

가능한 방법들	사용 결과	우선순위
예) 복식호흡	분노 감소	1
예) 생각 바꾸기	분노 감소 긍정적 기분 증가	2

가능한 방법들	사용 결과	우선순위

만약 생각 바꾸기를 했다면 어떻게 바꿨는지 타당한 생각을 적으시오.

타당한 생각

3. 복식호흡을 연습합니다. 복식호흡 전·후의 신체적 불편감을 적고, 그 점수를 0점에서 8점으로 평가해봅니다.

| 0 | 1 | 2 | 3 | 4 | 5 | 6 | 7 | 8 |

전혀　　　　　　　　　　　중간　　　　　　　　　매우
없음　　　　　　　　　　　정도　　　　　　　　　심각

월/일/요일	신체적 불편감	신체적 불편감 점수
		연습 전:
		연습 후:
		연습 전:
		연습 후:
		연습 전:
		연습 후:
		연습 전:
		연습 후:
		연습 전:
		연습 후:
		연습 전:
		연습 후:
		연습 전:
		연습 후:

9회기 과제

1. 재발 및 전이와 관련된 스트레스에 대처했던 경험을 적어 봅시다.

1. 상황

2. 감정	감정의 정도(0~100)
	⇨　점
	⇨　점
	⇨　점

3. 행동	4. 신체반응

5. 자동적 부정적 생각	6. 생각의 오류

문제를 해결할 수 있는가?
→　해결할 수 있다: <u>A</u>로 가시오.
　　해결할 수 없다: <u>B</u>로 가시오.

【예시】

가능한 방법들	사용 결과	우선순위
예) 대화하기	분노 감소	1
예) 그 사람과 만나지 않기	분노 감소, 대인관계 축소	5

가능한 방법들	사용 결과	우선순위

【예시】

가능한 방법들	사용 결과	우선순위
예) 복식호흡	분노 감소	1
예) 생각 바꾸기	분노 감소 긍정적 기분 증가	2

가능한 방법들	사용 결과	우선순위

만약 생각 바꾸기를 했다면 어떻게 바꿨는지 타당한 생각을 적으시오.

타당한 생각

2. 복식호흡을 연습합니다. 복식호흡 전·후의 신체적 불편감을 적고, 그 점수를 0점에서 8점으로 평가해봅니다.

<table>
<tr><td>0</td><td>1</td><td>2</td><td>3</td><td>4</td><td>5</td><td>6</td><td>7</td><td>8</td></tr>
<tr><td>전혀
없음</td><td></td><td></td><td></td><td>중간
정도</td><td></td><td></td><td></td><td>매우
심각</td></tr>
</table>

월/일/요일	신체적 불편감	신체적 불편감 점수
		연습 전:
		연습 후:
		연습 전:
		연습 후:
		연습 전:
		연습 후:
		연습 전:
		연습 후:
		연습 전:
		연습 후:
		연습 전:
		연습 후:
		연습 전:
		연습 후:

인터넷을 통한 온라인 모임

프로그램이 끝난 후에도 치료자와 환자뿐만 아니라 환자들 간의 지지적인 관계를 유지하고 유용한 정보를 공유할 수 있도록 인터넷 온라인 카페를 개설하였습니다. 네이버에서 '암환자, 행복찾기'를 검색하시거나 아래의 주소로 접속하시면 됩니다.

온라인 카페에는 여러분의 정신건강에 도움이 될 수 있는 자료, 기사, 동영상 등이 게시되고 있습니다. 또한 여러분의 일상을 함께 공유할 수 있는 공간도 마련하였으니 많은 참여 부탁드립니다.

〈암환자의 행복찾기 프로그램〉 카페는 회원제이므로, 가입하신 후 게시된 내용을 보실 수 있습니다.

- 네이버 카페: 〈암환자의 행복찾기 프로그램〉
- 주소: http://cafe.naver.com/happycancer/

김종흔

정신건강의학과 전문의
서울대학교 의과대학 졸업
서울대학교 의과대학원 의학박사
서울대학교병원 정신과 전공의, 소아청소년정신과 전임의
을지대학교 정신과 조교수
샌디에이고 캘리포니아대(UCSD) 연구교수
국립암센터 정신건강클리닉 책임의사
국립암센터 지원진료센터 센터장

유은승

임상심리전문가
덕성여자대학교 심리학과 졸업
고려대학교 일반대학원 심리학과 석·박사 수료
인제대학교 서울백병원 신경정신과 임상심리레지던트
국립암센터 정신건강클리닉 임상심리전문가

조달님

고려대학교 심리학과 졸업
고려대학교 심리학과 석사
국립암센터 정신건강클리닉 과제연구원
University of Connecticut 박사과정

Manual & Workbook

암환자를 위한
스트레스 관리

초판인쇄	2012년 3월 9일
초판발행	2012년 3월 9일

지은이	김종흔·유은승·조달님
펴낸이	채종준
펴낸곳	한국학술정보(주)
주 소	경기도 파주시 문발동 파주출판문화정보산업단지 513-5
전 화	031)908-3181(대표)
팩 스	031)908-3189
홈페이지	http://ebook.kstudy.com
이메일	출판사업부 publish@kstudy.com
등 록	제일산-115호(2000.6.19)

ISBN	978-89-268-3204-2 13510 (Paper Book)
	978-89-268-3205-9 18510 (e-Book)

이담 Books 는 한국학술정보(주)의 지식실용서 브랜드입니다.